浙派中医

规定药品考正
经验随录方

浙派中医丛书·原著系列第一辑

曹炳章 撰述

王英 李健 校注

全国百佳图书出版单位

中国中医药出版社

·北 京·

图书在版编目（CIP）数据

规定药品考正；经验随录方 / 曹炳章撰述；王英，李健校注 . —北京：
中国中医药出版社，2021.12
（浙派中医丛书）
ISBN 978-7-5132-7172-1

Ⅰ . ①规… Ⅱ . ①曹… ②王… ③李… Ⅲ . ①中国医
药学—中国—民国 Ⅳ . ① R2

中国版本图书馆 CIP 数据核字（2021）第 195936 号

中国中医药出版社出版

北京经济技术开发区科创十三街 31 号院二区 8 号楼
邮政编码 100176
传真 010-64405721
山东润声印务有限公司印刷
各地新华书店经销

开本 710×1000 1/16 印张 11.25 字数 121 千字
2021 年 12 月第 1 版 2021 年 12 月第 1 次印刷
书号 ISBN 978 – 7 – 5132 – 7172 – 1

定价 59.00 元
网址 www.cptcm.com

服 务 热 线 010-64405510
购 书 热 线 010-89535836
维 权 打 假 010-64405753

微信服务号 zgzyycbs
微商城网址 https://kdt.im/LIdUGr
官 方 微 博 http://e.weibo.com/cptcm
天猫旗舰店网址 https://zgzyycbs.tmall.com

《浙派中医丛书》组织机构

指导委员会

主任委员 张　平　曹启峰　谢国建　肖鲁伟　范永升
　　　　　　柴可群

副主任委员 蔡利辉　胡智明　黄飞华　王晓鸣

委　　员 郑名友　陈良敏　程　林　赵桂芝　姜　洋

专　家　组

组　长 盛增秀　朱建平

副组长 肖鲁伟　范永升　连建伟　王晓鸣　刘时觉

成　员（以姓氏笔画为序）

　　　　王　英　朱德明　竹剑平　江凌圳　沈钦荣

　　　　陈永灿　郑　洪　胡　滨

项目办公室

办公室 浙江省中医药研究院中医文献信息研究所

主　任 江凌圳

副主任 庄爱文　李晓寅

《浙派中医丛书》编委会

总　序

　　浙江位居我国东南沿海，地灵人杰，人文荟萃，文化底蕴十分深厚，素有"文化之邦"的美誉。就拿中医中药来说，在其发展的历史长河中，历代名家辈出，著述琳琅满目，取得了极其辉煌的成就。

　　由于浙江省地域不同，中医传承脉络有异，从而形成了一批各具特色的医学流派，使中医学术呈现出百花齐放、百家争鸣的繁荣景象。其中丹溪学派、温补学派、钱塘医派、永嘉医派、绍派伤寒等最负盛名，影响遍及海内外。临床各科更是异彩纷呈，涌现出诸多颇具名望的专科流派，如宁波宋氏妇科和董氏儿科、湖州凌氏针灸、武康姚氏世医、桐乡陈木扇女科、萧山竹林寺女科、绍兴三六九伤科，等等，至今仍为当地百姓的健康保驾护航，厥功甚伟。

　　值得一提的是，古往今来，浙江省中医药界还出现了为数众多的知名品牌，如著名道地药材"浙八味"，名老药店"胡庆余堂"等，更是名驰遐迩，誉享全国。由是观之，这些宝贵的学术流派和中医药财富，很值得传承与弘扬。

　　有鉴于此，浙江省中医药学会为发扬光大浙江省中医药学术流派精华，凝练浙江中医药学术流派的区域特点和学术内涵，由对浙江中医药学术流派有深入研究的浙江中医药大学原校长范永升教授亲自领衔，凝心聚力，集思广益，最终打出了"浙派中医"这面能代表浙江省中医药特色、优势和成就的大旗。此举，得到了浙江省委省政府、浙江省卫生健康委员会和浙江省中医药管理局的热情鼓励和大力支持。《中共

浙江省委 浙江省人民政府 关于促进中医药传承创新发展的实施意见》中提出要"打造'浙派中医'文化品牌，实施'浙派中医'传承创新工程，深入开展中医药文化推进行动计划。加强中医药传统文献研究，编撰'浙派中医'系列丛书"。浙江省中医药学会先后在省内各地多次举办有关"浙派中医"的巡讲和培训等学术活动，气氛热烈，形势喜人。

浙江省中医药研究院中医文献信息研究所为贯彻习近平总书记关于中医药工作的重要论述精神和《中共浙江省委 浙江省人民政府 关于促进中医药传承创新发展的实施意见》，结合该所的专业特长，组织省内有关单位和人员，主动申报并承担了浙江省中医药科技计划"《浙派中医》系列研究丛书编撰工程"，省中医药管理局将其列入中医药现代化专项。在课题实施过程中，项目组人员不辞辛劳，在广搜文献、深入调研的基础上，按《浙派中医丛书》编写计划，分原著系列、专题系列、品牌系列三大板块，殚心竭力地进行编撰。目前首批专著即将付梓，我感到非常欣慰。

我生在浙江，长在浙江，在浙江从事中医药事业已经五十余年，虽然年近九秩，但是继承发扬中医药的初心不改。我十分感谢为首批专著出版付出辛勤劳作的同志们。专著的陆续出版，必将为我省医学史的研究增添浓重一笔；必将会对我省乃至全国中医药学术流派的传承和创新起到促进作用。我更期望我省中医人努力奋斗，砥砺前行，将"浙派中医"的整理研究工作做得更好，把这张"金名片"擦得更亮，为建设浙江中医药强省做出更大的贡献。

葛琳仪

写于辛丑年孟春

注：葛琳仪，国医大师、浙江中医学院原院长

前　言

　　"浙派中医"是浙江省中医学术流派的概称，是浙江省中医药学术的一张熠熠生辉的"金名片"。近年来，在上级主管部门的支持下，浙江省中医界正在开展规模宏大的浙派中医的传承和弘扬工作，根据浙江省卫生健康委员会、浙江省文化和旅游厅、浙江省中医药管理局印发的《浙江省中医药文化推进行动计划》（2019—2025 年）的通知精神，特别是主要任务中打造"浙派中医"文化品牌——编撰中医药文化丛书，梳理浙江中医药发展源流与脉络，整理医学文献古籍，出版浙江中医药文化、"浙派中医"历代文献精华、名医学术精华、流派世家研究精华、"浙产名药"博览等丛书，全面展现浙江中医药学术与文化成就。根据这一任务，2019 年浙江省中医药研究院中医文献信息研究所策划了《浙派中医丛书》（原著、专题、品牌系列）编撰工程，总体计划出书 60 种，得到浙江省中医药现代化专项的支持，立项（项目编号 2020ZX002）启动。

　　《浙派中医丛书》原著系列指对"浙派中医"历代文献精华，特别是重要的代表性古籍，按照中华中医药学会 2012 年版《中医古籍整理规范》进行整理研究，包括作者和成书考证、版本调研、原文标点、注释、校勘、学术思想研究等，形成传世、通行点校本，陆续出版，尤其是对从未整理过的善本、孤本进行影印出版，以期进一步整理研究；专题系列指对"浙派中医"的学派、医派、中医专科流派等进行系统地介绍，深入挖掘其临床经验和学术思想，切实地做好文献为临床服务；品牌系列指将名医杨继洲、朱丹溪，名店胡庆余堂，名药浙八味等在浙江地域甚至国内外享有较高知名度的人、物进行整理研究编纂成书，突出文化内涵和打造文化品牌。

《浙派中医丛书》从 2020 年启动以来，得到了浙江省人民政府、浙江省卫生健康委员会、浙江省中医药管理局的大力支持，得到了浙江省内和国内对浙派中医有长期研究的文献整理研究人员的积极参与，涉及单位逾十家，作者上百位，大家有一个共同的心愿，就是要把"浙派中医"这张"金名片"擦得更亮，进一步提高浙江中医药大省在海内外的知名度和影响力。

2020 年，我们经历了新冠肺炎疫情，版本调研多次受阻，线下会议多次受到影响，专家意见反复碰撞，尽管任务艰巨，但我们始终满怀信心，在反复沟通中摸索，在不断摸索中积累，原著系列第一辑陆续出版，为今后专题系列、品牌系列书籍的陆续问世开了一个好头。

科学有险阻，苦战能过关。只要我们艰苦奋斗，协作攻关，《浙派中医丛书》的编撰工程，一定能胜利完成，殷切期望读者多提宝贵意见和建议，使我们将这项功在当代，利在千秋的大事做得更强更好。

《浙派中医丛书》编委会

2021 年 4 月

校注说明

曹炳章 (1878—1956)，字赤电，又名彬章、琳笙，浙江鄞县人，近代著名中医药学家。曹氏 14 岁进入中药铺做学徒，工作之余自学中医。其后又相继师从名医方晓安、何廉臣，学业益精，声誉日隆，病家争相延请。曹炳章不仅在中医临床、中药学上颇有建树，且是一位中医文献大家和医药藏书家。他勤于著述，编著、校注、增补、重订的著作达四百种以上，主编有《中国医学大成》。

《规定药品考正》是曹炳章鉴于当时药界在中药的采购、炮制、贮藏等方面存在的问题，以及一些商家为谋求暴利以假乱真、以次充好等种种弊端，以其五十余年习医辨药经历所得，结合各种本草著述、前贤诸论，从产地、形态、修制、效用、主治、用量、炮制、贮藏等方面对中药进行考证规范撰述而成。《经验随录方》是曹炳章在临证之余，记述了临床上同行或民间有效单验方，详细阐明各方的证候主治、药物组成、使用方法以及方剂来源，个别方剂还附有病案记载加以说明。本次整理，《规定药品考正》以浙江省中医药研究院图书馆所藏1955 年抄本为底本，《经验随录方》以浙江省中医药研究院图书馆所藏稿本为底本，以上二书目前均为国内唯一版本，并参考《本草纲目》《本草衍义》《验方新编》等有关书籍进行校勘，力求保持二书原貌。

本次校注整理的具体原则如下：

1. 原书为繁体字竖排版，现改为简体字横排版，加以现代标点。凡表方位的"右""左"，均径改"上""下"。

2.《规定药品考正》底本扉页有"鄞县曹炳章撰绍兴钱伯华书"，各卷正文前有"鄞县曹赤电炳章撰述绍兴钱华伯伯华参订"，《经验随录方》封面有"曹炳章述"，今一并删除。

3.对《规定药品考正》底本中的标题进行格式规范，原书部分药名标题加括号阐释，为保留古籍原貌，予以保留。《经验随录方》原无目录，现二书均据正文重新编制目录。

4.《规定药品考正》《经验随录方》均属孤本，本次校注以理校为主，必要时参考相关书籍予以他校。

5.凡底本中的异体字、俗写字、古字以现代规范字律齐，不出注。通假字保留，在首见处出注，并予以书证。底本中症、证、正混用，本次整理保留原貌，未予改动。底本中字形属形近致误者径改。

6.对难读难认的字，注明读音，一般采取拼音和直音相结合的方法标明之，即拼音加同音汉字。对费解的字和词、成语、典故等，予以训释，用浅显的文句解释其含义，力求简洁明了，避免烦琐考据。一般只注首见者，凡重出的，则不重复出注。

7.《规定药品考正》中探讨药物名实关系时涉及部分药名异写，为保存古籍原貌，本次整理不予改正。

8.由于底本为抄本，字迹较为缭乱，一些地方难以辨认，《经验随录方》方剂还存在着重复记述的现象，为了便于阅读，此次整理凡重出者径予删去。个别辨认不清者存疑待考。

9.鉴于历史的原因，《经验随录方》中还存在着个别封建迷信的文字，为了保存原貌，姑存其旧，希望读者有分析地对待。

校注者

2021 年 5 月

目　录

规定药品考正

卷上

卷下

经验随录方

规定药品考正

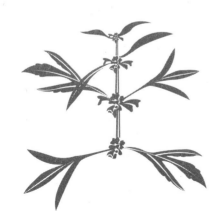

钱序

修合虽无人见　存心自有天知

从前国药铺中，差不多都有这两句成语的一块招牌，意思就是表示配合各种药品，虽然无人目见，我的存心，是没有虚伪欺骗的，假使你们不信，我的老实也就可以对天自表，这是多么诚实和认真的态度。

据说从前确是这样（过去老实的也很多），后来少数店家贪图暴利，自然不惜假借，于是弊端百出，影射^①也有，假冒也有，因此相传前胡有十八味的俗谚，意思单是前胡一味，就可以替代十八样药物（见周复生《药业指南》），事同儿戏，这真是骇人听闻的一回事。

药物本来用以治疗疾病，医生于药，譬犹臂之于手，相互为用，不可分离的。药物既然如是，而医生只知辨证处方，不明药之真假，然而投药无效，病家每每归咎于医，致使医生莫名其妙，这样代人受过的事情，不知冤枉了多少年代。

曹炳章先生从业医药已历五十余年，对于改革药物素抱决

---

① 影射：蒙混，假冒。

心，民国二年创设和济药局^①，并出版《和济药学月报》，所载都是改革传统陋习，实行去伪存真这一类文字，并且在月报上发表了一篇告药业文章，结果引起某大药行经理赵某不满，不知自家错误，反而认为破坏同业，秘密同行集议，乘开常会之时，将曹先生活捉，在药王菩萨像前公审，跪而处死，以泄揭发暴利黑幕之忿。讵^②天网恢恢，被明白事理学徒闻悉，暗地关照曹先生不利情形，不可到会，最好走避，免遭无妄之灾。曹先生获悉后，当即诉诸医会，由会召开秘密会议，决定公派代表同往。一面请治安机关便衣保护，一面集资开设公药店对付外，双方情势颇为紧张。嗣^③由医会会员兼药行药店资方的杜同甲先生以私人资格赴药行开导是非利害，于是赵经理始知聚众暴动、杀人等都是犯法行为，终于服从杜同甲先生调处，消除暴动，接受意见，化干戈成为玉帛，无形消灭。所惜者《和济药学月报》出至十期停刊，因从众议也。此为曹先生改革药物轶事。现在人民终于获得解放，政府事事实际，于人民健康尤为关怀，于国医国药大力提倡，并建立中国药学会，统一中药整理，积极推动开展中药研究工作，编订中药标准规格，使奄奄一息的中药又复活起来。曹先生的改进与规定药品的素志也随着复活了，把从前中途辍^④刊之《规定药品商榷》重行删订，撰成《规定药品考正》二卷。缮^⑤订既成，余因追述过去改革药物的危险遭遇，书以归^⑥之。吾知

---

①和济药局：曹炳章先生于1913年（民国二年）在绍兴发起创设，倡导药品改良。

②讵：岂，怎。

③嗣（sì 四）：接续，继承。

④辍（chuò 绰）：中止，停止。

⑤缮（shàn 汕）：抄写。

⑥归：归附，趋向。

此书一出，不仅为神农之功臣，亦且为唐宋元明以来药学家之诤友①，世有知者，当不以余为河汉②斯言也。是为序。

公元一九五五年九月后学钱伯华谨识

① 诤友：能直言规劝的朋友。
② 河汉：比喻浮夸而不可信的空话，转指不相信或忽视。

绪言

吾华药物，始自《神农本草经》，迄^①于明季^②李时珍氏《本草纲目》，其间收采品种已达一千八百九十二种。由明至清，新药品种日有增加，而为当时诸大家已经实验者，载在诸家本草，数亦不少。更有药已信用流行，但未经本草诸书收采者，厥^③数亦繁。其他草药单方，草医用以治病，立致损害者固多，而辄^④获奇效者亦夥^⑤。考近今药肆^⑥备用，为数不及千种，一以本草为宗，不但医者奉为规律，即药肆亦遵为法典。盖自李时珍氏后，能如斯博极群书，而能集其大成者，实乏其人，诚不愧空前绝后之药物宝典也。其中间有数家，如前明缪仲醇氏之《本草经疏》、卢之颐氏之《本草乘雅半偈》、刘潜江氏之《本草述》、倪纯宇氏之《本草汇言》，清代张路玉氏之《本经逢原》、张隐庵氏之《本

---

① 迄：到。

② 季：末了。

③ 厥：其。《尔雅·释言》："厥，其也。"

④ 辄：总是，就。

⑤ 夥（huǒ伙）：多。

⑥ 药肆：药店。肆，店铺。

草崇原》、叶天士氏之《经解》、陈修园氏之《经读》、徐洄溪氏之《百种录》，均为本草旁枝，然皆阐发《神农本经》以及《名医别录》为居多，始终囿^①于本草范围，未能推陈出新，有所发明。而于《纲目》以外之日增新药，则殊乏专书。近世医家之奉为简易规范者，如吴遵程氏之《本草从新》，所增新药数仅十余品，沈芊绿氏之《要药分剂》，新药增益亦只十种。舍吴沈两家，略有增益发明外，广博宏深，当推钱塘赵恕轩氏之《本草纲目拾遗》，增加新旧药物七百十七种，供献社会，造福人群，实为继李时珍后有功之作。惜搜求过滥，甚至日用器物均列药品，是其遗憾。嗣后能步武^②吴沈，追踪李赵外，竟阒^③焉无闻矣。于此可见吾国药学知识退化，可见一斑矣。曾忆一九一三年间，东西医药家佥^④谓华医虽然腐败，而华药确有良材，惜政府不加提倡，社会不知注意耳。炳章闻之，深动于中，窃叹言论不为不切，刺激不为不深，吾侪^⑤从事医药，岂可麻木不仁，坐视无睹，一任西药风行，利源日受侵略乎？故同一药物也，彼已撷^⑥其精华，我仍取其糟粕；同一药界也，彼已着着争先，我乃步步落后。处此优胜劣败之际，若不力谋改革，急起直追，则数千余年之医药将无以图存矣。但反观吾国药物，虽有泡、制、煅、研、炙、炒、煎、熬等八法，惜皆陈陈相因^⑦，又多以讹传讹，不加改进，

---

① 囿（yòu 又）：局限，被限制。
② 步武：跟着前人的脚步走。比喻模仿、效法。
③ 阒（qù 去）：空，寂静。
④ 佥（qiān 签）：全，都。
⑤ 侪（chái 柴）：等辈，同类的人们。
⑥ 撷（xié 邪）：摘下，取下。
⑦ 陈陈相因：仓中粮食逐年累加，久而不食，则变为陈粮。后以此比喻处理问题因袭旧法，没有创新。

累世所传，一无甄别。又值世风衰落，道德沦亡，昧良之辈，只图私利，罔①恤人命，往往以伪乱真，以贱抵贵，但求名状相似，不别效用冰炭②，致使真材被弃，赝物充市，流弊之重，无异杀人。炳章厕身③医药已历多年，从业之初，即抱改进之志，故于旧药则先行辨明真伪，考正传讹，对于新药则研究试验损益，获有成效，作为定型，革除乱真伪品，改进不良炮制，中间虽遭同业多次阻难，而素志未渝④，进行迄未稍懈，盖不独为个人之计，亦且为同胞生命健康计也。因就平日经历所得，应行改进各种药物，考正规定，据实真言，不避嫌怨，不计利害，著为《规定药品考正》[原名《规定药品之商榷》，曾于一九一六年（前民国五年）按期在《绍兴医药月报》刊载]，分为六章：一为假托乱真之去伪；二为名物传讹之考正；三为仿造伪品之革除；四为埋没良材之推行；五为不精修治之改良；六为采取贮藏之合法。以上六章所论各药，均属易于改进，且与药业营业一无妨碍，务在去伪存真，不尚欺诈，遵古修合，不厌繁复。总期药得其效，辨之不容不精；物求其真，辨之不得不严。如是则医者对病用药，自然着手成春，效如桴鼓⑤，更何让西药之独步乎！惟个人见闻，究属有限，岂能尽发其隐秘玄虚？而药物又复产非一处，即亲至产处采办，亦只知一方之物产，不能遍识天下之药物也。甚望医药两界，共同研究，互相交换，认真督率⑥，实际改进，万勿蹈已往

---

① 罔：不。

② 冰炭：冰和火炭。比喻互不相容的事物。此处指效用差别很大，甚至相反。

③ 厕身：加入，参与。

④ 渝：改变，违背。

⑤ 桴鼓：鼓槌与鼓。比喻象鼓槌敲鼓一样，相应迅速。

⑥ 督率：监督领导，督促率领。

恶辙①。医自为医，药自为药，行医者只辨性味处方，不明药之真伪；售药者徒知形式装潢，不谙货之正侧。亟应医药两界团结一致，将一切沿习积弊痛行革除，不良制法悉为改进。行看草木化为神奇，为民族健康成瑰宝，是则炳章所馨香祷祝②者也。解放以还，政府重视中医中药为祖国宝贵遗产，提倡发扬，改进整理，力谋发掘搜罗，实施统一医药，推动开展中药研究工作。为解除人民疾病疼苦，保障劳动人民健康，已由中国药学会提出整理中药、改进炮制方法、规定中药标准、寻求进口生药代用研究种种措施，与此书宗旨不谋而合。炳章欣喜之余，衰朽精神为之一振，虽则眼昏目瞆，精力颓唐，自顾站在医界，不揣③老耄④，爰取一九一六年间旧稿，重加删订考正，以为改进国药之初步，俾⑤供统一国药之参考与研究，非敢自诩为识途之马也。尚希海内高明，不吝赐教，匡⑥其不逮⑦，固所顾也。

公元一九五五年九月　日

鄞县曹炳章识于绍兴寄卢，时年七十有八

---

① 恶辙：比喻错误或教训。

② 馨香祷祝：本指迷信的人虔诚地求神拜佛、祈祷祝愿。后引申为真诚地期望。

③ 揣：考虑，估量。

④ 耄（mào 冒）：年老，高龄。

⑤ 俾：使。

⑥ 匡：纠正。

⑦ 不逮：不足之处，过错。

例言

——凡整顿药品，必先鉴别物质良窳①（即正路、侧路）而定去取，如伪乱真，即应革除。有产地气候风土不宜，乃为不道地，亦不取用。苟能明于此理，乃可实施取缔药品，本书即本此意。

——凡药有古今名物传讹，而效用各有专能，应宜名物考正并存，因各有专擅效能也。

——凡仿造伪品，如"务本堂"蜡丸药品，最能杀人，危害人民，莫甚于此，应即严厉查禁，不许流行。各地药肆，尤应注重道德，不可贪利发卖，以重人命。盖用此等丸药，多在病已危急之时，苟方真药良尚可回生，如系伪药，立可陨②命。关系最重，请同仁注意。

——凡药品有古代本草未载，或有虽载而不详明，而近时则已风行者，其准确性味效用尚无专书。炳章本五十余年经验所得，参合古今本草笔记诸说部，变更体例，撰述新药十余例，以利推广流行，藉补本草不足。

② 陨：古同"殒"，死亡。

——凡修治炮制，多墨守旧习，法之不良者应宜改之，然必须保存其原有气味。凡制煮品必须原汁煮干；水浸漂品不可太过，以致汁味效用不全，须适宜而止。负修合之职者，宜慎重注意之。

——凡药物虽产方土合宜之地，而采取尤宜及时，则气味充足，而贮藏亦须合法，使日久气味完固不散，则效力亦强，故贮藏各法亦为重要。如芳香品、油质品、滋润品、粉霜品各有特性，必须顺其性质而施干燥收贮固藏之法，庶几①不失性味效能，方为合法。

——凡以形态类似之物伪作某药以乱真，每多性味效用相反，妨害病人生命最大，是直谋财害命，应严加法办，以重人命。

——凡药虽非伪，但因产地不正，名为侧路次货，效用亦弱，亦不宜用。

——辨正传讹各品，皆我浙省相沿已久，为同仁所知者，考证改正之。若其他省市县或有局部传讹者，并请各地同仁考证本草，参合本书改正之。

——以后如有新药发明，发明者必须报告当地医会，经尝味、辨形态、试验确有实效，当地药肆方可制备推广应②用，以合法理，而重人命。不得如从前苏州草药商，只图贪取暴利，罔恤人命，以太湖出产最多之龙虱，伪谓真䗪虫，并妄称苏州名医发明，价比地鳖真䗪虫高贵十余倍之多，遍向各省市县大药肆推销。各大药肆，未考本草，妄信伪言，为求道地起见，不惜贵

---

① 庶几：或许可以，表示希望或推测。
② 应：原作"方"，据文义改。

价，争先购用。后经揭穿，真䗪虫实为伪品，向不入药。此即前车之鉴，嗣后必须先行研究考正，而后采办，庶不受其欺。

——各地方物甚繁，就炳章陋识，不及百一。惟望各地医药两界硕彦①，群起研究发明，讹者正之，阙者补之，藉以续成医药大家李时珍氏《本草纲目》未竟之志，以为现代药典参考之助。

——考正作伪传讹药品，炳章壮年即有此志，屡欲发言，恐遭同业所恶而止。迨至②民国二年，创设和济药局，始出《和济药学卫生月刊》，以身作则，实行改正传讹各品。首先发表《规定药品之商榷》一文，历数沿习之误，致遭同业风潮③，医药月刊甫④出十期，即行停止。五年，绍兴医会续办《绍兴医药学报》，《规定药品之商榷》上卷始得刊全。

——此书专为辨别药之真伪与纠正传讹而写，凡药性气味功用，各家本草业已详明辨释，故考证从略。

——人参、高丽参、西洋参、东洋参、北沙参、党参等名目繁多，正侧不一，真伪极多，限于篇幅，不及备载，请参阅拙著《人参通考》。

——冬虫夏草，种类甚繁，请参阅拙著《冬虫夏草考》，可知备始。

---

① 硕彦：指才智杰出的学者。

② 迨至：等到。

③ 风潮：风向与潮汐。比喻一时喧闹沸扬之事。

④ 甫：刚刚，才。

第一章　假托乱真之去伪

凡中药之最关重要者，厥为以伪乱真，每多效用相反，最能杀人，故本书首列"假托乱真之去伪"者，主要存其真、去其伪也。兹述最关重要者一十二品首应废除，余如各家本草采取有甲说与乙说异，有古书形态与今药异，甚至甲地之药种于乙地，形态亦致变异，或因此处传讹而他处不讹，诸如此类，不胜枚举。兹就炳章所知所见，先行辨正，并盼各地医药大家匡正。

一、巨胜子（即黑芝麻）　小胡麻（即白芝麻，形如小茴香，味苦，为伪巨胜子，革除不用）

考《神农本经》《名医别录》，胡麻名巨胜子；《本草衍义》曰即芝麻，又云油麻（因其内含脂油甚多故名）；《千金要方》名乌麻子；《本经逢原》云即黑芝麻；陶弘景云胡麻纯黑者名巨胜子；李时珍曰胡麻即芝麻也。今市肆以小茴香式大藜子伪作巨胜子，以茺蔚子即益母草子伪作小胡麻，以其形皆三角，乃底平阔而尖，胡麻、巨胜形亦三角，乃平面三角，且效用皆大相反，岂可伪充？又《本草崇原集说》云：胡麻即今之脂麻，又名巨胜子。今市肆中一种大藜子形如小茴香，有壳无仁，其味极苦，伪充巨胜。夫巨胜系属谷类，昔刘、阮入天台山，仙女饲以胡麻之饭，若有壳无仁，其味又苦，何堪作饭？须知市肆之巨胜不堪入药云云。复考《齐民要术》种收巨胜子、胡麻法，亦即今之种收芝麻之法，则其为一物，尤可依据。《续医说》云：胡麻主治伤中虚羸，补五内，益气力，长肌肉，填髓脑，坚筋骨，久服明目轻身。一名巨胜，四棱为胡麻，八棱为巨胜。陶弘景曰：八谷之中，唯此为良。又云：味甘，在米豆部。此正是乌麻也。今时所用巨胜，茎荚虽小，类麻而叶子大，味极苦，其性甚冷。夫味苦不可入米谷，性冷不可为补益。其叶又与芝麻不同，阴晦日则低，日烈则起，此当别是一物，非巨胜、胡麻也。俗医但知药用而不辨其非，是查正当乌油麻味甘，而叶有四棱者为胡麻，八棱者为巨胜，正合《本经》不当用苦而冷者也。

炳章按：日本理科大学《植物典》云：胡麻方茎高二三尺，叶长而对生，有三尖，如兰草叶，夏日自叶腋间开白微紫色花，花后结角，熟则作黑色，角有二棱、四棱、六棱、八棱之分。二棱、四棱者，皆白胡麻；六棱、八棱者，皆黑芝麻。与《医说》所载四棱、八棱之说相同。尝阅叶案方每书小胡麻，盖彼因市肆另有一种大麻仁，故加一小字以别之，非近今市肆之茺蔚子也。

炳章又按：今之伪巨胜即大藜子，味苦性冷不可食，不入药用，革除禁用。茺蔚子是益母草子，形体下半阔上尖，如三角形，味极苦，性破血，与芝麻益血息风相反，应宜归入益母草下为是。总之巨胜子即黑芝麻，小胡麻即白芝麻也，即宜改正。

二、莲须　伪者即葵须（不入药用）

莲须系荷花开放时莲房上之须蕊，花开时采取，阴干，其气清香，其味甘涩微苦，性温无毒，能清心通肾。以其味涩，故为秘涩精气之要药。如《三因》固真丸、巨胜子丸、前清进御之萃仙丸等皆用之。然惟欲勤精薄者为宜，若元阳不制者不宜用，恐其秘涩为患也，此为真正莲须之效用。不知近今市肆所备莲须，多属苏北蜀葵花须伪充，形态相类，亦有微香。按葵须性主升散，用于肾关不固之症反增遗滑。考莲须每条下半支淡黄色，上半支老黄色而略粗，上有蕊如芥子而边长，嗅之香如荷花；葵须则全支呈淡黄色，上下如一，不分粗细，其头上之蕊与香味各不相同也。炳章目睹真伪有别，效用相反，医者不识此弊，代人受过，不知，良可慨已。今后苏北最多之葵须，亟应禁止伪充莲须入药，以免贻害。

三、赤小豆（即今杜赤豆）　半红半黑名相思子

赤小豆粒长，形如腰子，色赤而黯，腰有白线、纹如凤眼者为最佳。其效用为下水肿，排痈肿脓血，治消渴，利小便，能泄血中之湿热。若色红粒大而团，此名红饭豆，可作食品，不入药用。李时珍云：此豆以紧小而赤黯色者入药，其稍大而鲜红，或淡红色者并不治病，即红饭豆也。又一种名海红豆，出海南，其子大而扁，今人亦误作赤小豆，诚大谬矣！又有半红半黑者名相思子，俗亦呼为赤小豆，属木本植物，与梅冰[①]性相合，能令香

① 梅冰：即冰片。

不耗散，故近今梅冰中多拌有此物。考《服食须知》^①云：相思子出岭南，树高丈余，白色，其叶似槐，其花似皂荚，其荚似扁豆，其子似赤小豆，惟半截红、半截黑为异。今广东担子上以线缀成串，或作首饰以货之，其性味苦平有小毒，能吐人，及治猫鬼夜道病，俗又呼为云南子，又能治蛊毒，除一切虫。按吴鞠通《医医病书》云：赤小豆即五谷中之小豆，皮肉俱赤，近日药肆中用广东半红半黑之野豆，色可爱而性大非（即相思子），断不可用也。近今真正杜赤豆，江苏、浙江各处皆种，他如余姚、萧山等县近沙地均多出产，购备亦易，期望药肆皆办杜赤豆，不用饭豆、相思子，以符《本经》之效能，以固中药之信用。

四、甜石莲子（有甜苦二种，甜真苦伪，苦者不入药）

莲实俗称莲子，八九月采，经霜沉水，坚黑如石。《本草纲目》为石莲子。张石顽云：石莲子本莲实，系老于莲房坠入淤泥，经久坚黑如石，故而得名。李时珍曰：今药肆又有一种石莲，状如土石而味苦，不知何物也。张石顽又云：石莲为治热毒噤口痢之专药，盖取水土之余气，补助脾阴而涤除热毒，然必兼人参之大力开提胃气，方始克应。若痢久胃气虚寒，口噤不食，则人参不能合用。近世鲜真品，乃药肆中另有一种木实伪充，其子出自广东，大苦大寒，大伤胃气，一或误用，往往轻者为重，重者致死。

炳章按：石莲以霜降后莲房经霜枯萎裂开，莲子落于泥中，外壳坚硬色黑，内肉仍与干莲子相同，味甜心苦，与莲子无异。

---

① 服食须知：清代沈懋发所著，主要讲述饮食服法及禁忌等。

市肆有广东产者一种木莲，其色亦黑，两头略团，壳光有细横圈纹，性寒味苦，为不道地。如无真石莲，不如代用莲子亦妥。

又按：石莲子近今确有两种，真者卵圆形，前端略尖而圆，外壳灰黑而坚，内肉白色味甘，心绿而苦，凡泻痢日久，脾肾俱虚者甚效。伪者形虽类似，壳亦灰黑，惟有横平晕纹，入水浮而不沉，内肉苦而无心，为伪品害人，应革除禁用。

五、两头尖（即乌喙，又名草乌头） 雄鼠屎（亦名两头尖）

《本经》乌喙名草乌头，即两头尖。《本经逢原》云：即草乌头。李时珍曰：乌喙即草乌头，亦曰竹节乌头。此即野生于他处，偶生两歧之形尖者，今俗呼两头尖，因形而名，其实乃一物也。又曰：其根外黑而内白，皱而枯燥。汪机曰：乌喙形如乌嘴，其气锋锐，通经络，利关节，寻蹊达经而直抵病所，所以《本经》主治中风恶风，洗洗^①出汗，除寒湿痹，破积聚寒热。故《圣济总录·诸风门》三十余方（如大活络丹之类）及后人之人参再造丸中皆用两头尖（即草乌头，非鼠屎之两头尖），以其能搜毒风、通络痹、开顽痰、治顽疮，此唐、宋以前治顽痰毒风窜经入络之大症立治品也。近今药肆往往不揣古人立方奥旨，每有以鼠屎误作两头尖，以合活络丹、再造丸之用，此实大误。清代陈修园氏《经验百病方》中已力驳用鼠屎之误，无如^②言者谆谆^③，而听者藐藐^④。兹将鼠屎之效用附识于下：考陶弘景《名医

① 洗洗：寒栗貌。

② 无如：无奈。

③ 谆谆：耐心引导，恳切教诲的样子。

④ 藐藐：轻视冷漠貌。

别录》云：鼠粪两头尖者为雄鼠屎，后人不辨是语，遂以两头尖作正名矣，按其效用，只能治小儿疳疾腹大，及伤寒劳复发热，男子阴易腹痛，皆取其能化胃肠浊淤宿垢。秉衡云：鼠矢[①]不独可治女痨，且可散乳痈、通淋浊、已瘀胀。

炳章按：鼠食谷麦生硬坚韧之物，但入胃无不消化而成燥矢，余屡治肠中积滞黑硬燥矢，腹外按循[②]有形者，诸药导下不效，用鼠矢合蜣螂虫，同大黄、元明粉，服下后约一小时余，即能化散小块而下，二次后腹块即无矣。又治小儿食积疳腹胀硬者，用此合参、术，消补兼施亦有奇效，因其善化坚积，实为要药。此为鼠矢（即两头尖）之效用，非可以治大风顽痰之大症也，已详而明矣。此以一味之讹，遂致贻误全方功效，关系治疗，实匪浅鲜，特将名实辨正传讹。

六、紫草茸（即紫草萌芽嫩苗） 紫铆（即今伪紫草茸）

紫草茸，即紫草宿根次年初发生萌芽之嫩苗。取其透发痘疹，解痘毒，涂疮疖。如紫草茸无觅，紫草可代用之。今市肆所用紫草茸乃紫铆也，别是一药，辨述于后。

《和汉药考》云：紫草之良否，关于产地之冷暖，以寒地产者为良。又有山根、里根之别，山根乃野生种，推为佳品；里根为栽种品，采收之期多于茎将枯时掘取，不用水洗，经晒干收藏，此采根要法也。别有紫草茸者，乃其嫩苗之萌芽。

炳章按：紫草为山野自生宿根草本。产广西者，外皮生皱纹，色紫黑，内肉黄白色，柔软者为上品；产云南者，外皮亦紫

---

① 矢：通"屎"。《左传·文公十八年》："杀而埋之马矢之中。"下同。
② 循：抚摩。

黑，内肉亦黄白色，质略松，为略次品；产山东者，外皮紫赤色，内肉黄白而松，品更次。味苦性寒无毒，效能发痘疹、治恶疮、散热毒，主治心腹邪气、五疸，利九窍。《本经》云：利水道，疗肿胀满痛，用以合膏，疗小儿疮及面皯。

又按：《痘科释义》[①]云：痘科用紫草，古方惟用其茸，取其气轻味薄而有清凉发散之功。以上各说皆言紫草药用取根、取茎、取茸也。近今药肆之紫草茸，实乃紫铆也，迥乎不同，决不能妄入紫草目下。而紫铆亦有特别效能，应列入虫类为一种。近人祝天一曰：草之初生曰茸。紫草茸者，言紫草初生茸乱之嫩苗也。今市上所谓之紫草茸，形如螳螂、螵蛸，色紫，断之透明，烧之烊作黏液，可粘破损玻璃器皿，是胶质也，非紫草之嫩苗也明矣，然不知其何物也。遍搜本草，类似虫部中之紫铆。今人痘科方多用紫草茸，药肆即以此物与之，医家、药家、病家皆不之察也。又王治华曰：紫草之嫩苗，即紫草茸也，今市肆所售色紫、状似矿石，乃系一种细虫，如蚁虱，缘于树枝，聚其脂液而成此物，本名紫铆，今人用以治痘疮，有治血起胀之功，无咸寒作泻之患，其功倍于紫草，故亦以紫草茸呼之，实非紫草同类也。

复按：紫铆，今传讹作紫草茸，又名紫矿，亦名赤胶，产南番诸地，形态为一种细虫如蚁虱，缘树枝聚其脂液而成，色赤状如矿石，剖开呈红色，其类如冬青树上之小虫，能酿造白蜡者然。透明如琥珀，可以染色与药用，气味甘咸平有小毒，主治五

---

① 痘科释义：即《痘科类编释意》，痘疹专著，为明代翟良撰，约刊于 17 世纪。本书专论小儿痘疹的发病、证候及治疗。

脏邪热、金疮带下，破瘀血，生肌止痛，与骐[①]麟竭大同小异，亦入药用，宜规定改正，各为一物。紫草茸与紫草本属一物，以嫩苗之分别，仍可列入紫草目下并用，紫铆不能用紫草茸之名，应列虫类下之一品，以清界限为是。

七、栝蒌（即今瓜蒌） 王瓜（即今栝蒌）

李时珍曰：栝蒌一名瓜蒌（非另有一种），又名天瓜。苏颂曰：三四月生苗，引藤蔓延，叶似甜瓜窄而作叉，有细毛；七月开花似壶卢花，浅黄色，结实在花下，大如拳，生为青色；至九月熟则呈赤黄色，其形有正圆者，有长圆者。李时珍又曰：其实圆长，青时如瓜，黄时如熟柿，内有扁子，大如丝瓜子，壳色褐，仁色绿多脂。

炳章按：瓜蒌为山野自生之蔓草。春季自宿根抽茎长丈余，叶作心脏形，有深裂，面绿有光泽；夏季自叶腋间开白花，类似王瓜花，花后结绿色椭圆形实，较王瓜稍短；至秋成熟，色黄赤，中有黄瓤，瓤中有子，即瓜蒌仁子，黄褐色，仁为褐绿色，作长扁圆形，含多量脂肪，故其效用能润燥开结、荡热涤痰、清咽利肠、通乳消肿，夫人知之，而不知其能舒肝郁、润肝燥、平肝逆、缓肝急之功皆有独擅，魏氏玉璜辨识最详。近今药肆中名此为瓜蒌，相传已久，不可更改，医者不察，多致延误。炳章有见于斯，复以《本经》之王瓜为栝蒌，形状、效用分辨如下，以便医者识其种类有别，功效殊异，得以明晰，不致舛误。考土瓜名王瓜，又名赤雹子，《月令》四月王瓜生，即此物也。然非园

[①] 骐：通"骐"。《战国策·赵策四》："刳胎焚夭，而骐麟不至。"

圃之黄瓜，盖园圃黄瓜一名胡瓜。清代袁子才《随园食单》[1]作王瓜亦误。苏恭曰：四月生苗延蔓，叶似栝蒌而无裂缺，有毛刺，四五月间开黄花，花落结实如弹丸，生青熟赤，根似葛而细。寇宗奭曰：王瓜壳径寸，长寸半[2]许，上微圆，下尖长而圆，七八月成熟，红赤色，壳中子如螳螂头者。于此可见，王瓜形状确是今之栝蒌，其效用能泻热利水，治天行热病，疗黄疸消渴，通妇女月闭，利大小肠，排脓消肿，下乳堕胎，实热壅滞者宜此。综观二者，栝蒌油质重浊，王瓜油质轻清，不难审辨。近时虽明知其为传讹，而习惯已久，改易殊难，惟愿医界同仁暂将瓜蒌与王瓜效用互相转易，以正时弊。

八、桑寄生（生桑树上者真，生各树上者伪）

桑寄生，系寓他木而生，以寓生桑上者入药，故名桑寄生。日本《大和本草》曰：嫩桑树无寄生，惟年久老桑在人迹少到之地，乃生寄生也。又《手版发蒙》曰：诸木皆有寄生，入药须用桑上寄生，他木寄生有毒。桑上寄生作黄色，隐州产者为上，在不饲蚕之温和地带，桑无采斫[3]之苦而茂盛，而寄生多。其寄生他木者，虽亦作黄色，然非天然色彩，乃人工伪染也，不可不辨。陶弘景曰：寄生松上、杨上、枫上、槐上皆有，形相类是，但根津所因处为异，则各随其树名之。其生树枝间，根在枝节之内，叶圆青赤厚泽，易折，旁自生枝节，冬夏生，四月花色白，五月实赤，大如小豆，处处皆有。苏恭曰：此多生枫、槲、

---

① 随园食单：为清代才子袁枚所著，是我国清代一部非常重要的饮食名著。

② 寸半：《本草衍义》作"二寸"。

③ 采斫（zhuó 卓）：砍伐。

规定药品考正

20

櫸、柳、水杨等树上，叶无阴阳，如细柳叶而厚脆，茎粗短，子黄色，大如小枣。惟虢州有桑者，子汁甚黏，九月始熟，江南人相承，用其茎为续断，殊不相关。韩宝升曰：诸树皆有寄生，茎叶并相似，叶似橘而厚软，茎似槐而肥脆，处处虽有，须桑上者佳。然非自采，即难分别，可断茎视之，色深黄者为验。世俗皆以杂树上伪充之，或云气性不同，恐反有害，此说亦未尽然。大抵槐上寄生则凉血，桃上寄生则活血，松上寄生则化湿，枫上寄生则通络利溺，与广西苍梧之真桑寄生效能驱风湿、健筋骨、益营血、安胎元者迥别。因苍梧多山，山桑野生者多，且在崇山深林之中，任其自生自凋，故其多年野桑皆生寄生，土人采取，以供药用。

炳章按：桑上寄生色黄皮厚，外黄褐色，内肉白黄，鲜时枝桠间有黏液，叶似柳叶而平光，茎长二尺余，微软而韧者佳。生杂树上者，皮薄茎坚，不入药用。此为浙江深山中年久老桑之寄生，其产于广西苍梧者更佳。炳章前有友人寄赠一束，形态一如上述，且较本地杂树寄生叶大数倍。沈氏《女科辑要》中王孟英按语云：真桑寄生一时难觅，可重用桑叶暂代之，因其亦有宁络安胎之功耳。惟杂树寄生，在风湿症中尚可酌用，安胎则无效。寇宗奭曰：桑寄生难得真者，真者下咽必验，若他木寄生未必见效，且恐有害。诚哉是言。

九、榆白皮（即刨花树根皮） 椿根皮、樗树皮各有专能

《神农本经》云：主大小便不通，利水道。《别录》云：疗肠胃邪热气，消肿。甄权云：滑胎，利五淋，治齁喘不眠。沈芊绿云：性滑，入大小肠、膀胱、三焦，能下有形留着之物。李时

珍曰：能利窍，渗湿热，去有形之积，气盛而壅者宜之。近今市肆，每以椿树、樗树根白皮代之，岂知香者为椿，臭者为樗，味苦性寒。《开宝本草》则云：主疳䘌。陈藏器曰：主蛊毒下血，赤白久痢。《大明》曰：主肠风泻血，缩小便，止血崩。丹溪云：治赤白浊，赤白带，精滑梦遗。沈芊绿又云：椿、樗树白皮，苦燥湿，寒胜热，涩收敛，入胃、大肠二经，为固肠燥湿之品。综观诸家学说，一滑一涩，功用显然各殊，岂容任意相代，以致贻误病家，故近时采购，宜榆树白皮为是，万弗再行采购椿树、樗树根皮。戒之！戒之！

炳章按：椿根白皮、樗根白皮能固涩，治大肠滑脱泻痢及泻血不止甚效；如榆根白皮则性滑利，治便不通之症。一通一塞相反，如是岂可互讹？特为辨正。

十、木蝴蝶（又名千张纸，非破故纸）

郭演康云：木蝴蝶见赵恕轩《本草拾遗》，云：产广南，乃树实，外具硬壳，剖开其中，片片如芦衣，白如蝴蝶，形四边薄而中心略厚，不甚明透，极类壁钱[①]白膜之状。治心胃气痛，外用贴痈疽、疮口不敛及下部湿热。本品本系木实，以形命名，乃楚[②]中误作破故纸（即补骨脂），按破故纸乃草类之子。苏颂《图经》云：实如麻子，形圆扁而色紫黑。《日华子》云：功能温补肾阳。与木蝴蝶形质不同，功用各别，不知何以混为一物。岂因木蝴蝶一名千张纸，遂误以为破故纸欤？然此二物吾绍药肆素来

① 壁钱：亦称"壁镜""壁蟢""壁茧"，虫名，蜘蛛的一种。体扁黑色，腿长易脱落，常在墙上织成白色圆形的囊，用以孵卵。

② 楚：地名，明清以来，特指中国湖北省和湖南省。

分别无讹，兹因楚人之名实舛误，予因既为《规正药品考正》，为求统一药品起见，故特辨而正之。

十一、䗪虫（即地鳖、土鳖） 伪䗪虫（即龙虫）

䗪虫，《神农本草经》一名地鳖，又名土鳖，俗称灰鳖虫。吾国药肆沿用已历四千余年，向无异议，讵自民国十九年间，苏州草药行忽然异想天开，妄将苏州太湖盛产水鳖虫式之龙虫（向不入药）伪称真䗪虫，假托苏州名医发明，不特以伪乱真，反而坚称从前地鳖乃是权[①]代之品。伪䗪虫（即龙虫）价目每斤五百元，地鳖（即真䗪虫）价目每斤二十五元，真假相差达十九倍之巨，各省市县大药肆不谙本草，为求道地起见，不惜价贵，争先购用，实则受其欺骗。其时吾绍药肆亦经流行。炳章见其形态悬殊，又知䗪虫即是地鳖，本无真伪，药用至今，确无错误，仍以遵古为准。且䗪虫效用行滞气、化瘀块，为解凝结、破癥瘕主要之品，如仲景《金匮》中之鳖甲煎丸、大黄䗪虫丸、下瘀血汤、土瓜根散等方剂，皆为用䗪虫要药，效能之重，可以想见矣。一方虽生疑讶，明知其伪，然伪品究系何物，则不得其解。嗣经向动物学、昆虫学等专科书籍考察，始悉伪品乃是龙虫，生有硬翅，产于水中，上陆能飞，为两栖昆虫，因无医疗作用，本草故未收采。惟《闽杂记》中谓：龙虫去翅，油盐微炒食之，别有风味云云。或云食之令人美颜色。审是则作食尚可，何能伪充䗪虫以害人乎？苏州草药行但知贪图厚利，不顾人命，可谓昧尽天良，殊堪痛恨！应即革除，永远禁用。

①权：暂且，姑且。

炳章按：龙虫伪充蟅虫一案，发生于民国十九年间。其时上海全国医药总会已经成立，老朽任绍兴医药支会主席，遂根据科学，撰述辨正理由书，邀集医药两界同仁开会研讨，经众表决，一致革除。并将原议决书呈请浙江省立昆虫局审定，当奉指令，研究无讹等因，节经再呈上海全国医药总会，亦奉指令，以所呈各节确系实在，事关大众医疗，除已通令各地属会，一体①禁用在案。讵知禁者自禁，售者仍售，草药行乃改向远省销售，以获暴利。是以民国二十二年间，天津药业发生真伪蟅虫纠纷，二十四年间重庆亦复发生蟅虫真伪争执。识者虽知其伪，但不识伪品究为何名，因此真伪各执一词，相持不下。两地纠纷均由炳章辨书到达，真相始得大白，才行革除。草药商之不守商业道德，只图个人暴利，不顾民众健康。尤可恶者，甲地辨正，即向乙地销售，若乙地揭穿，则又至丙地销售，居心杀人，不问可知，实堪痛恨也。

十二、朴硝（即芒硝、元明粉、风化硝之类）　焰硝（即古之硝石）

朴硝又名水硝，俗名皮硝；又火硝亦名焰硝。二者咸名硝石，皆生卤地，假水、火二大之精以为形质。李时珍曰：硝有水、火二种，形质各异，性味迥别，惟《神农本经》有朴硝、硝石二条，《神农》所列朴硝即水硝也。考朴硝生于斥卤②之地，刮扫煎汁，经宿结成，状如盐末，再以水煮，澄去渣滓，入萝卜同煮熟，倾入盆中，经宿则结成块白硝，表部生有细芒如锋者为芒

---

① 一体：谓关系密切或协调一致，犹如一个整体。
② 斥卤：无法耕种的盐碱地。

硝；其生牙如圭角，作六角棱玲珑可爱者为马牙硝；其再以萝卜煎炼，至减去咸味为甜硝；置风日中吹去水气，则轻白如粉，为风化硝；同甘草煎过，鼎罐升煅则名为元明粉。考各硝效用，朴硝味咸气寒，性下走，故能推荡肠胃积滞，折治三焦邪火；芒硝、牙硝去气味而甘缓，故能破结软坚，推陈致新，破瘀血除邪，去火热胃闭，利大小便；风化硝甘缓轻浮，能治上焦心肺痰热而不泄利，小儿惊热膈痰、老年痰热结胸，此为要药，以人乳和涂，亦治眼睑赤肿及头面暴热肿痛；元明粉佐甘草，去其咸寒之毒。甄权曰：主治心热烦躁，并五脏宿滞癥结。汪颖曰：遇有三焦肠胃实热结滞、少年气壮者量与服之，殊有速效；若脾胃虚冷、阴虚火动者服之，速其危矣。缪仲淳曰：硝者消也，其直往无前之性，无坚不破，无热不荡，惟病非热邪深固、闭结不通，不可轻投，恐误伐下焦真阴故也。又曰：凡病不由邪热闭结及血枯津涸，以致大肠燥结、阴虚精乏，或大热骨蒸火炎于上，发见头痛目昏、口渴、耳聋咽痛、吐血衄血、咳嗽痰壅种种虚极类实等症，均忌用朴硝、芒硝、元明粉等品。此为用朴硝所制诸硝关于生命之要诀，亦我医者不可不知也。

《神农本草经》所列硝石，又名焰硝，即今之火硝也，亦产于卤地，秋冬之间地上遍生白霜，刮扫煎炼而成，须经三次煎煮，倾入盆中，其上有细芒，亦曰芒硝。考焰硝之性质，味辛微咸兼苦，气温性上升，故能破结散坚，治诸热病，升散三焦火郁，调和脏腑虚寒。今日军用与硫黄配合，即能直上云霄，其升可知矣。故雷敩治脑痛欲死，鼻投硝末即生，亦取上升从治之义。

李正宇氏《本草原始》误以硝石为朴硝，煎炼时取去芒硝，凝结在盆底如石者为硝石，兵家用作烽燧^①之品，得火即烟，故有火硝、焰硝之名云云。不知投之火中即焰者，火硝也，朴硝则否。入火生焰者，与火同气也；入火不燃者，水固胜火也。此为辨其性也。就味辨之，亦有大可异者：朴硝以咸胜而带微苦，本于咸就下，即以归火之原也；火硝以辛胜而亦有咸，但大逊于水硝而苦则稍加，是本于辛以上际，正以达火之用也。刘潜江氏云：朴硝、硝石，水火攸分，然同源于水，同归于治热，何欤？盖朴硝治热之结，结则多属血分，所谓阴不降、阳不化也，能行阴中之阳结，则阴降而阳自化矣；火硝乃治热之郁，郁者多属气分，所谓阳不升阴不畅也，故能达阳中之阴郁，则阳化而阴自畅矣。再就效用言之，如仲景之硝石矾石散之用硝石，即所以治脏中之郁热；行军散之用火硝，故能散胸腹之热闭。虽皆同属解热，而朴硝主降，焰硝主升，则其作用因异也。炳章本先哲学理，参合经验，特为详辨之。

第二章　名物传讹之考正

凡药非伪，各具专能，各有擅长效用，惟有名称之传讹，或产地之传讹，皆宜考正而期统一。更有麋、麈解角节气之传讹，亦应分别考正，兹述诸说于后。

---

① 烽燧（suì 岁）：古代边防报警的烟火。

一、广郁金（今产四川者） 黑郁金（即今川郁金产温州者）

张石顽云：郁金，蜀产者体圆尾锐，如蝉腹状，发苗处有小孔，皮黄而带微黑，通身粗皱，皮如梧桐子纹，每枚约重半钱，打开质坚，色黄中带黄褐，嗅之微香不烈者真。郭佩兰云：郁金有二，郁金香是用花，郁金是用根。色外黄、内褐黄，产蜀地者为最，体圆长有皱纹，如蝉腹状，圆尖而光明脆彻，苦中带甘味者乃真。肆中多以姜黄子伪充。据上二说所辨，即是近今广郁金无异。唐容川云：郁金一物，产于川中，野生者色黑，不可多得。川中所种者，皆系外白内黄，即今人呼姜黄者是也。近人所谓川郁金，如莪术中拣出之子，色黄，与川中野生郁金相似而混之也。

炳章按：张石顽与郭佩兰二氏所说与今吻合，惟唐氏之言不无可议，其云外白内黄即姜黄子，不知姜黄子外皮有节，内肉深黄，味大苦；郁金川产者，外皮无节而有皱纹，内肉淡黄有心，而味微苦。又近人所谓川郁金为莪术中拣出，莪术子虽然色尚相符，但形实不同。今日所用川郁金者，实则产自温州，皮色黯黑而有皱纹，两端尖有须，扁形为多；莪术子卵圆形，两端平圆，皮有节纹。唐氏所谓色黑，与川中野郁金相似而混之也一语，此说殊为不确。历考诸家本草，有谓郁金者，有谓郁金香者，并无川、广之名，惟陈仁山《药物出产辨》①云：郁金产四川为正，道地好气味，色金黄。有产两广者，名土金，色淡白无味，迨或因此而传讹欤！近今则以川产之黄郁金曰广郁金，则命名更讹而又

---

① 药物出产辨：原作《药物生产辨》，据《中国中医古籍总目》改。

讹矣。

二、马蹄决明（即今决明子） 草决明（即今青葙子）

马蹄决明，《杜诗详注》曰：食之能决眼昏，以益其明，故曰决明。李时珍曰：马蹄决明、草决明、石决明皆同，有明目之功，故以名也。《广群芳谱》云：决明有二种，马蹄决明茎高三四尺，叶大于苜蓿而本小末奓[①]，昼开夜合，两两相贴，秋开五出淡黄花，结角如初生细豇豆，长五六寸，子数十粒，参差相连，状如马蹄，青绿色。一种茳芒决明，即小扁豆，苗茎似马蹄决明，但叶本小末尖似槐叶，夜亦不合，秋开五出深黄色，结角如小指，长二寸许，角中子成数列，状若黄葵子且扁，其色褐，味甘滑（按近时已无此种），子皆咸平无毒。治目中诸病，助肝益精，作枕能治头风，明目胜黑豆，有决明处蛇不敢入，故朱丹溪言决明解蛇毒，本此意也。茳芒决明炙作饮之甚香，除痰止渴，令人不睡。昔隋季有稠禅师作五色饮以进隋帝者，即此也。

青葙子，《本经》名萋蒿，因其子与决明同功，故名草决明；其花叶酷似鸡冠，故《纲目》名野鸡冠；嫩苗似苋，故又谓之鸡冠苋。李时珍曰：青葙子生田野间，嫩苗似苋可食，高二三尺，苗、叶、花、实与鸡冠花无别，但鸡冠花穗或有大而扁或团者，此则梢间出花穗，尖长四五寸，状如兔尾，水红色，亦有黄白色者，子在穗中，与鸡冠子及苋菜子均黑而光亮。苏恭言其结角亦误也，其味苦寒无毒，治唇口青紫，益脑镇肝，明耳目，肝脏热毒冲眼，赤瞳青盲，翳肿疼痛。近人只知决明子，往往不知草决

---

① 奓（zhà 炸）：张开，大的意思。

明即青葙子，遂致误用马蹄决明，故将各种决明据形状、效用分别明辨，俾免传讹。

三、淡竹叶（鸭跖草亦名竹叶）　竹叶麦冬（即野麦冬）

竹类极繁，本草陶、苏二家云：入药用篁竹、淡竹，又谓甘竹。似篁而茂，即淡竹也。陆地多竹，此所指似俗呼水黄连者。《解要》云：余旧植数十竿，邻近每采用，今医家好言淡竹叶，伧父[①]谬以鸭跖草当之。考鸭跖草，处处平地皆有之，三四月生苗，紫茎，竹叶嫩时可食，四五月开花似蛾形，两叶如翅，碧色可爱，结角尖曲如鸟喙，实在角中，大如小豆，中有细子，灰黑而皱，状如蚕屎，巧匠采其花取汁作画色。味苦大寒无毒，主治寒热瘴疟、疔肿肉癥、小儿丹毒、发热狂痫、身面气肿、痈疽等毒，及大小便不通，此即近今名为竹叶草也。《本草》草部另载一种淡竹叶，苗高数寸，亦似竹米，落地所生，处处原野皆有之，细茎绿叶，茎叶似细竹，其根一窠数十须，须上结子，与麦门冬一样，但坚硬尔。气味甘寒无毒，去烦热，利小便，清心。根名碎骨子，能堕胎催生。此即近时草药医所谓竹叶麦冬也。《本草经解要》云：今六之西山，有一种草高不盈尺，茎中空有节，叶亦全肖竹而稍薄，生丛棘间，凌冬不凋，仅一痁医识之，云其师江右人也，指授此为真淡竹叶，用之已数十年云。炳章疑此形态，或亦是鸭跖草也。惟《汤液本草》云竹、淡竹俱载木部，于淡竹下引《日华子》并用根茎，所主痰热惊悸等症，此即陶、苏所谓"甘竹似篁而茂"之淡竹也。因古人淡竹以对苦竹

---

① 伧（cāng 仓）父：晋南北朝时，南人讥北人粗鄙，蔑称之为"伧父"。

为文，除苦竹外，悉谓之淡竹。后人不察本草，别疏淡竹为一物，则南人食笋亦有苦竹笋、淡竹笋之分，竟别有此物。考淡竹与叶，善化热痰，故能定惊痫。《汤液本草》所云，盖即此物也。

四、马兜铃（带壳嫩者是） 杜兜铃（去壳老者是，根名青木香）

马兜铃，《肘后方》中名都淋藤，根名青木香。寇宗奭曰：兜铃蔓生，附木而生，叶脱时，其实尚垂，状如马项之铃，故得名。苏颂曰：春生苗作蔓，绕树而生，叶如山蓣，厚而且大，背白；六月开黄紫花，颇类枸杞花；七月结实如大枣，状似铃，作三四瓣。根微似木香，大如指，黄白色，气香味苦寒无毒。治肺热咳嗽，痰结喘促，血痔瘘疮，肺气上急，解蛇蛊毒。喘满声瘖者宜加，肺冷金寒、咳嗽失音者禁用。以其苦中带辛，寒中带散，根名青木香。

炳章按：马兜铃产河东、淮、桂等处，皆七八月采实，带壳曝干。其实未老，故壳色黯黑，形如枣，两端圆，内实微白而心灰黑。因采时浆液充足，故味极苦。凡肺热喘促甚者，皆胜于杜兜铃，惟阴大虚及呕吐者忌用。浙江产者，皆九十月之间，俟经霜露后，其叶将脱，铃实长成已足，皮壳开裂，遂破开去皮膜，取净子入药，名为杜兜铃。其味微苦，肺微热、气机抑郁者更宜。热重者，不及马兜铃之胜。故兜铃之分马、杜二种，实是嫩老之异耳！其效用亦各有擅长。惟近今市肆中别有所谓洋兜铃者，止① 有成片之兜铃实而无外囊，形状较杜兜铃稍巨，作淡

---

① 止：只，仅仅。

褐色，用者取其色泽鲜明，颇行于世而价值较贵，究不知是何植物。如果为兜铃别种，何以外囊弃而不用？殊滋疑惑，不用为是。

九十月采根名青木香，味芳香，治疹胀、湿浊诸症。

五、三白草（即翻白草，俗名水木通）

赵恕轩云：三白草俗名水木通。而《纲目》《释名》无一条别名，李濒湖以为此草八月生苗，四月其巅三叶面上三次变作白色，余叶仍青不变，故谚有：一叶白食小麦，二叶白食梅杏，三叶白食黍子。此则未见三白形色也。卢之颐《乘雅》云：家植此草于庭前二十余载，每见三月生苗，叶如薯叶而对生，小暑后茎端发叶，纯白如粉，背面如一，初小渐大，大则叶根先青，延至叶尖则尽青矣。如是发叶者三，不再叶而三秀，花穗亦白，根须亦白，为三白也。设草未秀而削除之，盛六七月或八九月重生苗叶，亦必待时而叶始白，月令小暑后，逢三庚则三伏，所以被火形，以全容平之金德。三白草不三伏而三显白转，以火金相袭之际，化炎歊^①而为清肃，此即点火成金，不烦另觅种子者也。故主夏伤于暑，而出机未尽。秋伤于湿，而降令过急者，两相安耳？据此言，则此草应时而生白叶三瓣，非到时而青叶转白，与李濒湖之说迥异矣。又《常中丞笔记》：镜湖产三叶白草，苗欲秀，其叶渐白，农人候之以蒔田，三叶尽白，则苗毕秀矣。余姚此草甚多，生水滨，每春夏水足叶齐白，否则止白一叶或二叶，占之甚验。今访见草长二三尺，叶似白杨，下圆上尖，一本而数

---

① 炎歊（xiāo 肖）：亦作"炎熇"。暑热。

节，每节皆生叶，数不止三，亦非尽能变白，惟最上数叶，初时近蒂先白，次则叶中再白，末则至叶尖通白，盖一叶而三白，非白叶有三也。诸说皆异，某年余从曹娥江边亲采而视之，颇得其详，兹将三白草形状及学理上实验辨明于下：按三白草为一年生宿根草，多生卑湿地处或溪涧中，茎高二三尺，茎外皮平滑有棱角，节中空，鞭状之地下茎纵横土内，四处伸长，最为繁殖，成为同种群落能压倒周围之他草，根自地上，茎之下部及地下部之节部发生，质生而纤叶，为长椭圆形，基脚呈心脏形，锐头全缘，表面平滑，叶柄之基部抱拥于茎外，叶有微香，盛夏时茎梢有二三叶变为白色，四月缀白质小形穗状总状花，淡黄色，花萼及花冠欠缺，具六雄蕊与四雌蕊，至七八月结细实。考此草之所以名三白者，因际开花时期，茎梢之二三叶呈白花现象，远望之颇呈美观。盖因花序渺小，不足以引诱虫介，故于绿叶丛中特变二三叶之色泽，以助受精作用。花期过后，白叶渐次褪转绿色，亦生物造化之巧妙也。综观诸说，以卢说为稍确。《本草纲目》十六卷《草部》隰草内已载三白草，二十七卷《菜部》又列翻白草，以为二种，不知即是一物，是以翻白草下有释名，而三白草下无释名，可以恍然矣。《眼科要览》云：其根能治小儿痘后眼闭不能开并起星最效，用酒浆同捣，铺棉帛上，罨于眉心，候一昼夜即开，重者二服，无不效验。而时珍翻白草、三白草，二草下附方皆失载，而《眼科要览》之方，别籍均有附载，惟独遗此方，岂当时不及细检耶？殊难索解。

六、板蓝根（即古之马蓝，乃五蓝之一）

时珍曰：蓝凡五种，各有治法，惟蓝实取蓼蓝者。蓼蓝叶如蓼，五六月开花成穗，细小浅红色，子亦如蓼，岁可三刈^①（属蓼科）；菘蓝叶如白菘（俗称大青叶，属十字花科）；马蓝叶如苦荬（属爵床科），即郭璞所谓大叶冬蓝，今之板蓝根也，二蓝花、子并如蓼蓝；吴蓝，长茎如蒿而花白，吴人种之；木蓝长茎如决明，高者三四尺，分枝布叶，叶如槐叶，七月开淡红花，结角长寸许，累累如小豆角，其子亦如马蹄决明子而微小，迥与诸蓝不同，而作淀则一也。苏恭以马蓝为木蓝，苏颂以菘蓝为马蓝，宗奭以蓝实为大蓝之实，其实皆非也。时珍之说较为正确。考古人用蓝有取实者，有取叶者，有取根者。如蓼蓝取实，以解毒杀蛊，取叶以解药毒，涂五心，止烦闷、疗蜂螫毒，板螫、芫菁、樗毒鸡，朱砂、砒石毒；如马蓝（即板蓝）取叶连根，焙捣下筛，酒服一钱匕。据上所说，马蓝即板蓝已无疑义。又考《洗冤录》详义，以板蓝根（一作板兰根）云治蛇毒，莫妙于板蓝根先令患者口嚼，即以嚼细之滓敷患处。此物出于闽广，花有斑点，叶有花纹，根似兰根而较细，蛇遇此物即化为脓云云。余按：此蓝似为蓼蓝，盖惟蓼蓝能解诸蛇虫毒，或别是兰族之兰，却非板蓝。今药肆之板蓝，形细色白味甘淡，与李氏《纲目》尚属相符，此《洗冤录》之未及深考耳！

七、天葵（《纲目》名菟葵） 子名千年老鼠屎（即紫背天葵，非蜀葵类）

赵恕轩曰：李濒湖菟葵列于黄蜀葵上、蜀葵下，必其形状与蜀葵相近，较之秋葵，叶作鸡爪花，则单瓣淡黄而大，迥非蜀

卷上 第二章 名物传讹之考正一 33

葵之状可比。然细阅《集解》下如苏恭所说，苗如石龙芮，花白如梅；而郭璞所注则又以为似葵而小，叶状如藜有毛；如寇宗奭所说，又以菟葵为锦葵。聚讼纷纭，迄无定论。濒湖于释名下引《图经》云菟葵即天葵，而于《集解》中又不载《图经》所云形状，而独取郑氏《通志》云菟葵，天葵也，状如葵菜，叶大如钱而厚，面青背紫，生于崖石，按此即紫背天葵也。其叶分三歧，如三叶酸草而大，根下有子，年深者其子大如指，俗呼千年老鼠屎，以其形黑皮粗，状类鼠屎。近时药肆亦名天葵子，故《外丹本草》曰：雷丸草，以其根下生子如雷丸也。此则全非葵类，不过有葵之名而已。不知时珍何所据而以为即菟葵，援引诸说又无折衷。盖时珍本未识，菟葵更不识，故释名引《外丹本草》雷丸之名而释名，亦未能注出其所以得此名之故，似皆失之疏略乎！考紫背天葵，功用全在于根，而时珍于主治条仅言其苗而不著其根之用。赵氏《拾遗》云：千年老鼠屎，即紫背天葵根也。《百草镜》云：二月发苗，叶如三角酸，向阴者，紫背为佳。其根如鼠屎，外黑内白，三月开花细白，结角亦绌①，四月枯萎。出金华、诸暨、绍兴及各地深山石罅②间，根大而佳，春生夏枯，秋冬罕有，味苦辛凉，清热，治痈疽肿毒，疗疮瘰疬，痰癥跌仆，疯犬咬伤，痔疮劳伤，七种疝气，或为丸、为散、浸酒，随症酌用，各有效用。

---

① 绌（chōu 抽）：缀集。
② 罅（xià 下）：缝隙，裂缝。

八、泽兰（古即孩儿菊）　佩兰（即古奶孩儿草兰香）　香草（即罗勒）　省头草

时珍云：兰草、泽兰一类二种，俱生下隰，紫茎、素枝、赤节、绿叶，叶对节生，有细齿。但以茎圆节长、叶光有歧为兰草。兰草走气分，利水道，除痰癖，杀虫辟①恶，为消渴良药，俗呼省头草；茎方、叶齿边有毛为泽兰，泽兰走血分，消水肿，涂痈毒，破瘀血，除癥瘕，为妇人要药。王孟英氏批叶案云：省头草为兰，乃叶氏之臆说。昔寇宗奭、朱丹溪并以兰草为山兰之叶，后士材亦收兰叶，以致无识之医，遂有加建兰叶为引者，不知李时珍已引众说而识。然据方虚谷之说，谓是省头草，后此修本草者，服其渊博，无不遵之，虽刘氏《本草述》、卢氏《乘雅》、倪氏《汇言》皆称善本，亦无异议，惟汪切庵颇疑，町畦②贱品，不敷雅名。洄溪之论谅本于此，岂可为香岩臆见③乎？清代道光间，邹润安《本经续疏》④始辨定山兰叶以清逸兴，功并竹茹，省头草以猛烈胜，略同草蔻。临证施用，各有所宜。赵恕轩曰：兰草有数种，《纲目》虽有正误，尚未明晰，其释名亦多淆混。泽兰，今人呼为奶孩儿者是也，此草方茎紫花，枝根皆香，入药走血分；省头草，叶细碎如瓦松，黄花，气微香，生江塘沙岸，未见有入药用者；香草，叶如薄荷而小，香气亦与薄荷迥别，人家买以煎鱼，云可杀腥代葱，此即所谓罗勒者是也；孩

---

① 辟：通"避"。回避，躲避。《周礼·掌交》："使咸知王之好恶辟行之。"——
② 町畦（qí 齐）：规矩，约束。
③ 臆见：个人的私见，主观的看法。
④ 本经续疏：原作《本经读疏》，据《中国中医古籍总目》改。作者邹澍，字润安，是继《本经疏证》之后依原书体例补充撰著而成。

儿菊，叶如山马兰而长，近皆以此作泽兰入药，云可治血。此四种皆香草，惟奶孩儿草香尤峻烈，时珍《纲目》兰草释名下概以省头草、孩儿菊混为一类，殊欠清晰，至《集解》所详形状，则又以孩儿菊为泽兰，附方中则又认省头草为兰草，皆非确论也。又以罗勒入菜部，谓即兰香。张路玉云：《纲目·芳草部》有兰草，《菜部》有兰香，名曰罗勒，种各不同。张系长洲人，其俗每食必用香草，其说自当有据，当可从也。赵氏又云：奶孩草俗名奶孩儿，处处人家种之，叶尖大如指甲，有枝梗，夏开成簇细紫花，结子亦细。暑月妇人用以插发，可辟腻腻①，芳香辟恶去臭气，辛温和中，止霍乱吐泻，行气活血。发疟疾者，塞鼻能令寒热渐轻。张路玉云：兰有三种，一种曰兰草，其气浓浊，即今之省头草也；一种曰兰香，植之庭砌②，二十步内即闻其香，俗名香草；一种曰罗勒，茎叶较兰香粗大，而气荤浊，嫩时可食，仅入菜部，不堪入药。王国祥云：兰香，吴人以之入药，名曰佩兰。夫气香之药，性皆辟浊利气，张氏以为《内经》之兰，亦误也。综观诸家之辨与余目见所及，今之所谓泽兰，即赵氏之孩儿菊之属；今之所谓佩兰，即赵氏之奶孩儿草、张氏之兰香；今之所谓香草，而赵氏亦名香草，张氏所谓罗勒者是也；今之所谓省头草，与赵、张二氏之名所同也。

炳章按：泽兰，方茎空心而粗长，活血所用；佩兰，芳香茎细短而圆，化湿热，湿热症用之；香草，细短芳香。此大要也。

---

① 腻（zhí 直）：黏，滞。《周礼》："脂膏腻败。腻，黏也。"
② 庭砌：庭院。

九、蔄茹（非茜草） 茹芦（即茜草）

蔄茹亦作芦茹，乃毒草之根。《纲目》云：古出武都者色黄，建康者色白，今山原处处有之。春初生苗，茎高二三尺，叶为长卵形，似大戟而微长阔不尖，抱茎有叶相对，圆而出尖，叶腋出茎，茎中分二三小枝，二三月开淡红或紫色小花，夏日结实如豆，一颗中含三粒，生青熟黑，中有白仁，状如续随子，根长大如萝卜，壮者或开歧，皮作黄赤色，内白，破之中有淡黄浆汁，旋即凝黑如漆，味辛寒有小毒，效能除大风热气，破癥瘕，逐恶血，杀虫，排脓去腐之药也。昔岐伯氏用以合乌鲗骨、雀卵为丸，治血枯经闭之症。今人乃讹以茹芦当之，实为大误。夫茹芦属蔓草，春自宿根抽茎，茎方中空有筋，外有细刺，刺皆向下，叶形卵圆，边缘有细齿，五叶如乌药叶而糙，面青背绿，入秋梢头节间俱簇生穗状之花，大约分许，色白四瓣，果实形如球，色黑类小椒子，即《诗经》所云茹芦在阪者是也。其根为止血之药，用以通经，岂非相背乎？

炳章按：《内经》有乌鲗骨芦茹丸，其芦茹近人皆以茜草作芦茹，实为大误，效用固然各殊，形态亦复不同，芦茹自有其物，兹将两物效能形态特考正如上。

十、食茱萸（俗呼辣茄） 吴茱萸（山茱萸，即萸肉）

《本草述》云：食茱萸大热微毒，能祛积阴寒湿。李时珍于茱萸条内云：榄子形似茱萸，惟可食用，故名食茱萸，有小毒。此食字之误。张石顽《本经逢原》云：食茱萸与吴茱萸性用相类，功用仿佛。而《本经》之文向来错简（食字误山），在山茱萸条内，详其主治心下寒热，即孟诜治心腹冷痛之谓；温中逐寒湿痹，即中恶去脏腑冷之谓；去三虫，即藏器疗蛊毒飞尸之谓。虽常食之品，辛香助阳，能辟浊阴之滞，故有轻身之喻。以上主治，岂山茱萸能之乎？（下乃山茱萸）其治带下冷痢，暖胃燥湿，水气浮肿，用之功同吴茱萸而力稍逊，此即赵氏正误之大意。所谓食茱萸，即今之辣椒是也，与吴茱萸味皆辛辣，大热有毒，为散厥阴寒湿、腹痛寒呕之要药。山茱萸即今之萸肉，味酸性平和，能治带下冷痢者，取其酸涩敛收之力也。时珍乃曰仅可食用，不几将一食字泥死于句下哉。故特辨正之。

十一、白前　白薇

陈家谟曰：白前形似牛膝，粗长坚直，中心空虚，根间有节，色白微黄，折之易断。陶弘景曰：白前气味甘微温，无毒，主治胸胁逆气，咳嗽上气，呼吸欲绝。《经疏》曰：白薇根黄白色，形类牛膝，头下有细须而短，柔软可曲。又《乘雅》云：根似牛膝而细长，色黄微白。《本经》云：白薇气味苦咸平，无毒，主治暴中风，身热肢满，忽忽不知人，狂惑邪气，寒热酸痛。由是观之，白前与白薇形色异，性味亦异，功能更异。《本草崇原集说》眉批有云：苏州药肆，误以白前为白薇，白薇误为白前，相沿已久云。

炳章按：白前与白薇两物之名互相更易，由来已久，但起于何时已不可考。近查杭州、鄞县各药肆，相沿亦与苏州相同，惟绍兴药肆早经考正改更，此实吾绍药界认真业务之优点，务望苏、杭各处药业迅为更正，免误病家为要。

又按:《重庆药业指南》谓：川、黔各地药肆误以白薇为白前，白前为白薇相沿已久，无人纠正，良①可概也云云。观此则不独江苏、浙江为然，而四川、贵州亦复如是，可谓风行一时奇矣。今时必须共起而改正之。

十二、棉茵陈（即古茵陈蒿） 铃茵陈（即古角蒿）

茵陈本系蒿属，昔人多种以为蔬食。陈藏器云：终冬不死，至春更因旧苗而生，故名茵陈。《本经》所载，主治风湿寒热，热结黄疸，小便不利，除头热，去伏瘕，湿伏阳明所生之病，皆指棉茵陈而言。其叶细于青蒿者是也。干之色作淡青白色，梗叶有极细绒毛，今人呼为羊毛茵陈者是也。其性专于利水，故为湿热黄疸要药。

又一种茎叶如青蒿，生子如铃者，名山茵陈，即角蒿也，其味辛苦，有小毒，专于杀虫，治口齿疮尤妙。今人呼为铃儿茵陈，药肆中俱有之。惟药肆但知铃茵陈，不知山茵陈、角蒿即是此物也，亦不可不辨而概误用之。《本草纲目》以茵陈、角蒿分别二种，自是卓识，然亦未能指出角蒿、铃茵陈，且将山茵陈治眼热肿痛方引入茵陈条下，至角蒿条下而无一语言及苗叶形状者，或尚未知此即山茵陈也。炳章特为辨正之。

十三、地菘（即天名精） 火蔹（即豨莶草）

沈括《梦溪笔谈》云：地菘即天名精也（子即鹤虱根，即杜牛膝）。世人既不识天名精，又妄认地菘为火蔹，本草又出鹤虱一条，都成纷乱。不知地菘即天名精，其叶似菘，又似蔓青（名

---

① 良：的确。

精者即蔓菁也），故有二名，鹤虱即其实也。按世间有单服火蔹法。火蔹，本草名豨莶（即猪膏母），近代有九制豨莶丸治风病。

炳章按：地菘即天名精，其子名鹤虱，皆入药用。火蔹即豨莶草，又名猪膏母，为驱风湿之要药。此天名精与豨莶草分别之大要也。

十四、山慈菇（非石蒜） 石蒜（即老鸦蒜）

山慈菇，凡山野卑湿之处恒有生焉。土人云白花者良，形状绝似石蒜。李时珍于山慈菇集解下注云：春初生叶，七月苗枯抽茎，开花红色。又一种四五月抽茎，开花黄白色。赵恕轩云：余昔馆平湖仙塘寺沈道人，从遂昌带有慈菇花一盆来，余亲见之，其花白色，俨如石蒜花，据土人言无红黄花者。其花开于三月，而《逢原》慈茹下注云开花于九月，则误以石蒜为慈菇矣。李时珍于慈菇条下附方，引孙天仁《集效方》[①]用红灯笼草，此乃红姑娘草，专治咽喉口齿，即《纲目》所载酸浆草是也，乃不列彼而列此，岂以慈菇又名鬼灯檠而误之耶？夫慈菇虽能解毒，不入咽喉口齿，何得误入？又引《奇效方》吐风痰用金灯花根，不知石蒜亦名金灯花，慈菇根食之不吐，石蒜根食之令人吐，则《奇效方》所用，乃石蒜非慈菇也，李氏则一误再误矣。以今印古，确系赵氏之说为准。赵恕轩又云：石蒜即老雅蒜，一名银锁匙，又名一枝箭。《百草镜》云：石蒜初发苗，叶似蒜，又与山慈菇叶相似，北有剑脊，四散布地，七月苗枯，中心抽茎如箭杆，高尺许，茎端开花，四五月成簇，六出，红如山丹，根如蒜，色紫赤

---

① 集效方：原作《集验方》，据《本草纲目》改。

内白，有小毒，理喉科。《本草纲目》主治失载，金士彩云：此吐剂也，且能令人泻。郭佩兰云：慈菇根苗绝类老鸦蒜，但蒜根无毛，慈菇则有毛壳包裹为异，用去毛壳焙。苗枯即掘，迟则苗腐难寻矣。

炳章按：山慈菇，贵州产者粒大而肉结实，皮皱色白，根底复生须根；云南产者色褐白，肉略松，稍次；浙江处州产者色白而肉结实，惟粒略小，品亦佳。

十五、解痕草（即广东万年青，非吉祥草）

解痕草（痕本作员，音运。《灵枢·刺热》篇云：其逆则头痛员员，脉引冲头也。后人因其为疾，遂加广为痕。俗有作晕者，非也）叶长尺余，狭而尖，有平行脉，如建兰而深厚，四时青翠，经冬不凋。叶丛之下复生根须，根下生子，初苗芽作紫色，长则色青，夏开淡紫色花，成穗状，亦如麦门冬状，其根之子分苗种，极易繁茂，以其出自粤中，故俗名广东万年青。《纲目》有名未用，吉祥草下。李濒湖所引吉祥草，即此物也。相传时俗妊妇临蓐之际，以此草连盆移至产室，云能解产厄及血晕。此草色泽青翠，叶叶劲直如前，一入产室则叶皆软垂，色亦槁瘁，必经数月乃复鲜艳，亦一奇也。其根下子入药用，性凉味甘，清肺理血解火毒，为咽喉妙药。或云捣汁加冰片少许，茶匙灌下三匙，治小儿急惊立效。此亦赵恕轩《纲目拾遗》正误所言也，余亦甚善其说。

十六、芸草（又名芸香） 今之芸香（即古白胶香，又名枫树脂）

黄慎斋云：芸香草也，俗以莹白结瑰者为芸香，不知此乃白胶香，即枫树脂也。李氏《本草纲目》误以芸香为山矾，列入灌木类，而草部竟未收入。《拾遗》所列之芸香草，云出云南，治蛊毒瘴疟，自另是一种。丁氏《实验新本草》亦未详考，猥①以乳香、洋乳香相提并论，殆误认白胶香言也。按颜师古《急就篇》注云：芸，蒿类也，生有白毛如艾茸。许慎《说文》云：芸草似苜蓿。《群芳谱》云：芸香，一名山矾，一名棂花，又名春桂。《黄山谷诗·序》云：江南有一种草，小白花，高数尺，春开花极香，野人号为棂花（黄慎斋又云：余按名曰山矾，盖野人采芸叶以染黄，不借矾而成色，故曰山矾），此群芳之所本。而时珍因有灌木类之山矾，遂以一名山矾之芸草误作一物也。沈括《笔谈》云：古人藏书辟蠹用芸香，谓之芸草，即今之七里香，叶类豌豆，嗅之极芳香，秋间叶上微白如粉。程瑶田《释草小记》②云：芸香草，长一二尺，作小白花，攒生茎，末茎分数枝，每枝五六球或七八球，每球又细分五六花或七八花，久之分开散布，其花不落，又久之花英外铺，中露白毛无数，盖亦花之有荼者也。然英包荼外，非如苦菜之荼，荼合英本，必脱英而后荼乃见也。俗呼七里香，土人采而束之以售，可以辟蠹，又能渍油，妇人多用以泽发。白花中间有黄花者，秋深望叶如着白粉，盖其

---

① 猥：多。

② 释草小记：原作《释芸小记》，据《程瑶田全集》改。清代著名学者程瑶田撰，其并著有《通艺录》《释虫小记》等。

茎叶有白毛如艾茸，香闻数里，自春至秋，舒英不断，计历八阅月。花色有黄有白，因时变异，春日白，三月盛开则黄，至夏渐稀而萎，然有作花未开者，夏日仍作白花，秋间复黄。其子与苦菜诸茶相似，其花鲜者蕊黄，枯时蕊黑，鲜时香烈，枯时香微，此草江淮间多有生者。据程氏所释之芸亦香，实非枫脂香可作芸香也，乃濒湖竟将芸草遗漏，当无疑义，余特考正，以致识别。

十七、蜀漆（即甜茶，薛云蜀黍之误） 泽漆（即猫儿眼睛草，非大戟苗）

薛瘦吟云：《伤寒论》救逆汤之用蜀漆，柯韵伯疑之，而邹润庵谓脉浮热反灸之，此为实，实以虚治。因火而动，必咽燥吐血，可见脉浮被火，应至吐血，今更吐之，是速其血耳。矧[①]《千金》《外台》两书，非疫非疟，不用是物，则是方之有舛错无疑矣。吴中方大章则谓：蜀漆乃蜀黍之误，古漆字无水旁，与黍相似同故也。黍为心壳，用以救惊狂坐卧不安者，取其温中而涩肠胃，协龙、牡成宁神镇脱之功也。按蜀漆，诸家本草多以常山之苗（即甜茶）为蜀漆，考甜茶善引吐，救逆汤中用之，且未妥洽，余亦以方氏之辨正为是。泽漆，《本经》曰漆茎，时珍名猫儿眼睛草。绿叶绿花，茎叶味苦微寒，主治皮肤热，大腹水气，四肢面目浮肿，利大小肠，解蛊毒，止疟疾，消痰退热。《日华》、陶氏《别录》皆言是大戟苗，时珍考《土宿本草》及《宝藏论》诸书，并云泽漆是猫儿眼睛草。江湖原泽平地多有之，春生苗一科，分枝成丛，柔茎如马齿苋，绿叶如苜蓿叶，叶圆而黄

---

① 矧（shěn 审）：况且。

绿，颇似猫睛，故名猫儿眼睛草。茎头凡五叶中分，中抽小茎五枝，每枝开细花青绿色，复有小叶承之，齐整如一，故又名五凤草。绿叶绿花，草茎有白汁黏人，其根白色有硬骨，或以此为大戟苗者，误也。今方家治水蛊大效。陆以湉曰：《金匮》之泽漆，乃与大戟同类而异种也，今皆不以入药，惟草泽医人用猫儿眼睛治水蛊者，即泽漆也。张路玉曰：泽漆利水，功类大戟，遂误以为大戟苗。《本经》言利丈夫阴气，则与大戟不相忤也。余如广《群方谱》亦云：非大戟苗，以猫儿眼睛草为是。余所经验，亦从李说为正。

炳章按：蜀漆即甜茶，乃常山之苗是也。方氏说是蜀黍，乃从字形而研究，实不识物资之误也。

十八、鸡舌香（即母丁香） 丁香（即公丁香）

沈存中《笔谈》云：子集《灵苑方》论鸡舌香以为丁香母，盖出陈藏器《拾遗》。今细考之，尚有未然。按《齐民要术》言：鸡舌香，俗名丁子香，以其形似丁子故名，即今丁香也。《日华子》言：丁香治口气，与《三省故事》载汉特郎官口含鸡舌香，欲其奏事对答，口气芬芳，此所谓丁香治口气相合。又古方五香连翘汤用鸡舌香，千金五香连翘汤用丁香却无鸡舌，最为明验。陈承《新补本草》又出丁香一条，盖不曾深考也。今世所谓鸡舌香者，从乳香中得之，大如山茱萸，剖开中有如柿核，略无气味，以此治疾，殊极乖谬，不知缘何以为鸡舌也。藏器曰：鸡舌香与丁香同种，花实丛生，其中大者为鸡舌，击破有顺理而解为两向如鸡舌故名，乃是母丁香也。雷敩曰：丁香有雌、雄两种，雄者颗小，雌者颗大，头如茱萸，更名母丁香，入药最胜。李时珍云：雄为丁香，雌为鸡舌。诸说甚明，独陈承《新本草》所言甚为谬妄，不知乳香中所拣者乃番椒核也，即无漏子之核（见果部），前人不知丁香即鸡舌香，误以此物充之。炳章参考众说，将二物实验比较，当以雷敦、时珍之辨最确。所谓雄者为丁香，粒小而味浓香，即今公丁香是也；雌者为鸡舌香，粒大而味淡香，又称母丁香也。古以雌雄辨，今以公母名，顾名思义，原有男女之判，洵不误也。

十九、楝根皮（皮在土上及根赤者有毒，不堪用）

楝根皮出土者杀人。《续名医类案·中毒门》谓：楝树根出土者杀人。有朱氏子腹痛，取楝树东南根，煎汤服之，少顷而绝。余按：本草谓楝树雄者，根赤有毒，吐泻杀人，雌者色白入药用，是楝树根之有毒，不得仅以出土者概之矣。时珍云：人服食时，恐误中其毒，每一两可入糯米五十颗同煎，以杀楝根皮之毒。若作泻者，食以冷粥即止，如不作泻者，当以热葱粥发之。

二十、红枣　黑枣（统名大枣，和胃宜红枣，补中宜黑枣）

《本草经解要》考证云：大枣即北地晒干赤红枣，肉厚多脂，宜用入药。其蒸熟者色黑，是为胶枣，亦有用者。至南枣，乃金华等处所出，枣身长约寸许，色紫黑，皮皱肉厚而坚，枣仁在核能动，手握而摇之能蔌蔌作响为最佳品。一种南枣，以糖蜜拌煮蒸透，焙干，味更甘润，多食损脾动湿热（按即今名蜜枣）。张叔承《本草选》云：方书所用大枣，不分黑白。细详考之，乃是红枣之大者，若黑枣，则多系加蜜蒸过者。亦谓今人蒸枣多用糖蜜拌过，久食最损脾胃。窃意红枣力薄，和胃则宜，黑枣味厚，补中当用，似不得混同施治。黑枣非但助湿热，且过食能令齿生虫也。

二十一、蜗牛（即带壳蜒蚰，头有四黑角） 蛞蝓（即无壳蜒蚰，头只两黑角）

寇宗奭曰：蜗牛、蛞蝓，二物也。蜗牛四角，背上有肉，以负壳行；蛞蝓二角，身肉止一段。若为一物，《本经》焉得分为二条？惟《蜀本草》又谓：蛞蝓是蜗牛之老者。以致后人以大蛞蝓以合药者。二者效用，以其制蜈蚣毒则尚可通，余如入小儿药，及解热消毒，如外科点舌丹、蟾酥丸、徐氏痈毒围之玉精炭，其效力皆不及蜗牛之胜，故凡修合，丹、丸当用蜗牛为是。考《尔雅》无蛞蝓，止云附蜗蜮蝓，郭注云：蜗牛也。《别录》无蜮蝓，止云蛞蝓，一名附蜗。据此则蜮蝓是附蠃，蛞蝓是附蜗，盖一种两种，因名称相通，而俱蜗牛与蜒蚰也。郭佩兰云：蜗牛即圆壳蜒蚰也，身有黏液，能制蜈蚣毒，生池泽草树间，形似小螺，边形端尖白色，头有四黑角，以形圆而大者为胜，夏热则悬叶下，升高涎枯即死矣。其一种无壳双角者，名蛞蝓，不堪入药。其余本草或以为一物，或以为二物，皆失之深考。惟许氏《说文》则云：附蠃背负壳者为蜗牛，无壳者为蛞蝓。则一言决矣，殊得言简意赅，余亦以此说为善。

二十二、石蜜（即蜂蜜，非冰糖、白糖）

石蜜误作冰糖、白糖，始于《本草纲目》，李氏采入果部，别载石蜜一条云：即今冰糖也。张石顽随声附和，遂亦云石蜜即冰糖，以凝结成块如石者为石蜜，轻白如霜者为糖霜。至郭佩兰则竟以石蜜为冰糖,云:以蔗汁煎而曝之,凝结作块者是也。其实皆误也。考《本经》,石蜜即蜂蜜也。因古时蜂非人家所养,任其自生自灭,以其栖于深山岩石中,色白如膏者为石蜜。后人沿用河南白蜜,盖汴梁多梨蜜,为梨花所酿,殊胜他产,而效用悬殊,故特辨正。

二十三、文蛤(即海蛤之一种) 五倍子(宋人亦名文蛤)

郝氏《记海错》云:蛤蚌之属,有黄白杂纹,壳薄而光,乃文蛤也。考文蛤,皆海蛤之类,种类不一而味皆同。《南海志》云:蛤一月生一晕。《南越志》云:凡蛤之属,开口闻雷鸣则不复闭。读《闽中海错疏》,海蛤分列十有五种:一曰蛤蜊,壳白厚而圆,肉如车螯;二曰赤蛤,壳上有花纹,赤色;三曰海红,形类赤蛤而大;四曰蝛蛼,形似蛤蜊而白,合口处色黑;五曰蟯蝌,形如蛤蜊而小;六曰沙蛤,即土匙也,似蛤蜊而长大有舌名西施舌,又名车蛤;七曰红栗,似蛤而小,色白兼微红;八曰文蛤,壳有纹理。沈括《笔谈》云:今人所食之花蛤,其壳一头大、一头小,上有花纹者是文蛤也。陶弘景云:文蛤小大皆有紫斑纹。九曰海蛤,其壳久为风涛所洗,色白圆净;十曰白蛤,形似蛤而小,壳薄色白,一名空豸,又名泥星;十一曰沙虱,似蝛蛼而壳差薄;十二曰红绿,似蛤而小,味美色淡红兼绿;十三曰土铫,壳薄而绿色,白者味更佳;十四曰车螯,陈藏器云大蛤也,壳有花纹,肉白色,大者如碟,小者如拳,宋卢陵王义真车螯下酒,珍可知矣;十五曰螯白,即车螯之最小者。当考文蛤之名,《神农本经》为最先,且列为上品,以其效能清肺除烦,利水泄湿,如汉张仲景《伤寒》之文蛤散、《金匮》之文蛤汤,均是此物。《伤寒》文蛤散（文蛤为散，沸汤和服方寸匕）治太阳中风，应以汗解，反以冷水噀灌，经热被却而不得去，则弥更益烦，肉上起粟，意欲饮水反不渴者，表病不以汗解，反以冷水闭其皮毛，经热莫泄，烦躁弥增，卫气郁滞，不能发升于汗孔，遂冲突皮肤，凝起如粟，烦热郁甚，意欲饮水，而热在经络非在脏腑，则反不觉渴，是其脾土必当湿旺，若使非湿郁表，未有不渴者，文蛤除烦而泄湿也。《金匮》治渴欲饮水不止者，以脾湿堙郁^①，肝不得升泄则膀胱气隆，肺亦不得降敛则胸膈烦渴，文蛤清肺而泄水也。文蛤汤即越婢汤加麻黄减半，加文蛤五两，杏仁十枚，治吐后渴欲得水而贪饮者。以水饮既吐，胃气上逆，肺气格郁，刑于相火，是以渴而贪饮，用甘草、大枣补土而益精，石膏、文蛤清金而泄湿，杏、姜破壅而降逆，麻黄发表而达郁。阅其方义，确与《本经》文蛤之效用暗合。成无己亦云：文蛤之咸走肾，以胜水气。唐容川云：文蛤壳上起纹，有疙瘩者，今之蛤子也，用其壳以治人身躯壳外之粟粒，渗水利热，形象皆合。郭佩兰《本草汇》云：文蛤即今花蛤，大小不等，背上有斑纹者，得阴水之气也。李梴《医学入门》云：文蛤出东海，大如巨胜，有紫纹彩未烂者为文蛤，无纹彩已烂为海蛤之蛤。参观诸说，文蛤皆为海蛤类之蛤，独丁予怀《伤寒真诠》云：《金匮》文蛤汤与《伤寒》文蛤散药味不同，主治迥别，以文蛤汤之文蛤为海蛤类文蛤，讵知五倍子亦名文蛤，味酸性涩，能止渴生津。据证《伤寒》当用海蛤之文蛤，《金匮》当用倍子之文蛤，通作海蛤解者亦非。余按：此说更非，考五倍子名为文蛤，始于宋《开宝本

① 堙（yīn 阴）郁：窒塞，郁结。

草》，因《山海经》有辨倍子名櫄子，形似海中文蛤，于是宋刘、马二公纂修《开宝本草》，遂以五倍子一名文蛤，取其形似之谓而作名。至张景岳《本草正》，直以文蛤即五倍子立为专条，谓为味酸涩，性敛降，以致后人只知五倍子一名文蛤，不知《本经》及《伤寒》《金匮》、唐宋以前之书另有蚌类文蛤也。蚌类之文蛤功能利水，五倍子性主收敛，功用适得其反，倘误用之，则祸不旋踵矣。虽然五倍子名文蛤之过始于《开宝本草》，作俑则在张景岳氏，无怪近今药肆，凡遇医方用文蛤，概以五倍子用之。如患胸有结饮及小便不利等证，服之加甚。按五倍子惟丸散及外治法用之（如铁桶膏、百药煎等类），用于煎剂者极少。顾后之医者，凡遇用文蛤之症，可以白蛤壳代之，壳形稍异，功用则同。药肆亦当以蚌类之白蛤应之，弗再误用五倍子作文蛤也。

二十四、石龙子（即蜥蜴） 守宫（俗名壁虎）

《神农本经》云：石龙子味咸寒有小毒，主五癃邪结气，破石淋，下血，利小便水道。近时药铺合辟瘟丹亦用之。一名蜥蜴，生平阳川谷间，吾浙杭州天竺、韬光诸山皆有，其山顶有小池，四旁皆石罅，以树枝向石罅间挑拨之，则小龙子出矣（即蜥蜴），四足，有尾青绿色。《动物典》云：蜥蜴即石龙子，栖于原野山泽间，皮肤有光泽，外被细鳞，四肢短小，舌甚短，齿亦细小，上下颚仅能少展，其尾能断而复生。又云：蜥蜴之体色，依雌雄而相异。雄之背黑，有青色线条五；雌之背为茶褐色，有暗色线条二，且其体较雄者尤大，此即《神农本经》之所谓石龙子也。至于守宫，俗名壁虎，味咸寒有小毒，主治中风瘫痪，手足不举，历节风痛，风痒惊痫，疬风蝎螫，鼠瘘瘰疬，小儿疳痢血积成痞，及疗蝎螫。《动物典》云：守宫形似石龙子而较扁，头部扁，口大舌肥厚，吻被方鳞，鳞在上唇者有十一枚，下唇九枚，头大有五角鳞，颐下有鳞一对，两鼻孔相隔离，眼大无睑，脊暗黑有小黑点，多粟状突起，腹呈黄白，四肢短，各具五趾，除第一肢外，多有钩爪，趾有横褶襞，藉其排除空气之作用，能爬行墙壁等处，尾尖长，颇脆弱，易断而亦易复生，体长三四寸，捕蜘蛛、蚊蝇等为食。诸家本草每与石龙子混为一物，皆因于《本草经》有一名蜥蜴四字。《尔雅》云：蝾螈，蜥蜴；蜥蜴，蝘蜓；守宫也。名目亦从此混淆矣。不知《神农本草》所谓蜥蜴生于川谷，守宫育生屋角墙壁，川谷间安得有是？且守宫入水则死，必不能生于川谷。本草之所谓石龙子一名蜥蜴，非《尔雅》之蝾螈、蜥蜴也。李时珍《本草纲目》故另出守宫一条，谓一则功专利水，一则功专祛风，而同为破血之剂。自陶弘景、苏恭至，是始为定论。又《吴普本草》石龙子条下引《方言》云：桂林之中，守宫大者能鸣（按此是圆蛇之类而非守宫）。亦混石龙子、守宫为一物也。综之，《神农本经》所列之石龙子而非守宫，守宫各有形态，各有效用，岂容混淆，特详辨正。

二十五、海月（即砺镜、海镜，非江瑶柱） 璅蛣（别是一种，非海镜、海月）

李时珍《本草纲目》以海月为江瑶柱，复附海镜，不知海月即是海镜，而江瑶柱非海月，此乃时珍承岭表录异之误，似有骈指之患。按《闽中海错疏》云：海月形圆如月，亦谓之砺镜，土人多磨砺其壳，使之通明，以为明瓦者是也。岭南谓之海镜，俗呼膏药盘。本草云：其肉由水沫所化，煮时犹化为水，即此是也。江瑶壳色如淡菜，上锐下平，大者长可尺许，肉白而韧，柱圆而脆，与海月绝不相类，安可牵为一物乎？《海错疏》又云：江瑶柱一名马甲柱。《南越笔记》云：《尔雅》注蜃小者玉柱即江瑶柱也。《安南异物名记》云：江瑶如蚌而稍大，中肉腥而肕，不中口，仅四肉牙佳耳。长四寸许，圆半之白如珂雪，一沸即起，甘佳脆美，不可名状，此所谓柱也。《海物异名记》云：海蛤之美在舌，江瑶之美在柱。《通志》云：马甲柱，惠州美其名曰西施舌。《琼州志》云：江瑶以柱为珍，崖州产者佳。可知江瑶柱为另一海味也无疑矣。

李氏复以海镜附于海月条下，注引郭璞《江赋》璅蛣腹蟹，以为即此物，亦误。不知璅蛣非海镜，实别有一物也。赵恕轩引《海南志》云：璅蛣状如珠蚌，壳青黑色，长寸许，大者二三寸，生白沙中，不污泥淖，乃物之最洁者也。有两玉柱，能长短，又有数白蟹子在腹中，状如榆荚，合体共生，常从其口出为之取食。然璅蛣清洁不食，但寄其腹于蟹，蟹为璅蛣而食，食在蟹而饱在璅蛣，故一名共命蠃，又曰月蛣。每冬大雪则肥莹如玉，映如云母，味甘而柔，盖海错之至珍者。又有海镜，一壳相合甚圆，肉亦莹洁，有红蟹居其腹为取食，一名石镜，其腹中小蟹名曰蚌孥。据此明是二物，在璅蛣腹者则白蟹子，在海镜腹者则红蟹子，则色又各不同，实则余见璅蛣形状迥与海月不同，兹读吾鄞徐柳泉先生文集有《鲒说》一篇，其辨较诸家明确，与余所见亦符，特节录之，以供究心博物君子参考也。其说曰：吾乡海物之古者，鲗酱贡于商，海蛤贡于周，鲒酱贡于汉。鲗与蛤人尽知之矣，而鲒则罕有识者。《说文》《广韵》《汉书注》以为蚌，《玉篇》以为鱼，《类篇》以为大蛤，郭景纯《江赋》曰璅蛣腹蟹，李善注之引《南越志》云：璅蛣长寸余，大者长二三寸，腹中有蟹子如榆荚，合体共生，俱为蛣取食。颜师古曰：鲒长一寸广二分，有一小蟹在其腹中。《述异记》云：淮海之人呼璅蛣为蟹奴。吾每读诸书怪其状，夫海物惟错，虽罟师[①]蜑[②]人不能周知之，然而鲒埼之亭见《汉志》，鲒酱二斗之贡见师文，不可以生长海滨而乡邦[③]掌故之物莫之见也。《汉志》所谓鄞有鲒埼亭者，今其地属奉化县，而鲒埼村在焉，余属村人，使以生者来则其身螺也，其首虾上而蟹下，须、钳、鳌、跪[④]皆绝肖，一似虾据螺壳中，而捕蟹者沃以沸汤而出之，首以下略似虾肉，又其下环曲而渐锐，与螺无所别（沃汤以后，首作红色，正如虾蟹之经汤者，其身白，其尾碧，亦与熟螺无异），于是知一物具三形，而其实则螺也。以为鱼者，固妄而已；为蚌蛤者，皆未见而妄意之者。《易》者离为赢为蚌，蚌蛤与螺绝不相类。凡蛤圆而浑，蚌蛤圆而扁。凡螺之壳，上巨而末锐，层累而旋之，以至于末，故螺之字从累；蚌蛤之壳，皆两扇以自开合，故蛤之字从合。凡螺之肉恒多坚，蚌蛤之肉恒多脆，土人之为酱也，多螺而少蚌蛤。鲗酱法不传，若鲒酱今犹汉矣。李氏谓：长寸余，大者二三寸。颜氏谓：长一寸，广二分。夫螺之圆浑犹卵也，量之以圆径则可，若长广无可度者。《南越》谓蟹为蛣取食，《述异》谓为蟹奴，是蟹之生蛎房中者，出取食饱而入，蛎亦饱，所谓蛎奴也。尤与鲒殊种，抑淮海之间，或固有所谓蟹奴者，而非鲒也。吾乡之鲒，吾

①罟（gǔ 古）师：渔夫。
②蜑（dàn 蛋）：中国古代南方少数民族。
③乡邦：家乡。
④跪：足。

取诸鲑埼，亲验其生死，有断不能与诸家之说合者，惟郭氏谓腹蟹，蟹虽不在腹中而在虾之下，似乎腹之，赋家状物，大略而已，固不必如记注家之确鉴也。然则景纯所赋，殆即此物，而又赏亲见之耶。《四明七观》曰：寸鲑腹蟹，亭以埼名。《鲑酱赋》曰：母以蚌而成筐，子以蟹而居里。又曰：行者求食，居者栖身。综观先贤之说，是皆博考群籍而未尝目验之也。又其自注云：陈藏器志寄居虫，一蟹一螺，乃蟹之附于螺者。说与段成式氏合，粤东人言，今万州有之。《海物异名记》所云蛎奴，则蟹之附于蛎者，予在海上亲见之。若《南越志》称蟹子合体共生，则大蟹之中包小蟹者，与北户录合，皆属鲑之别。《尔雅》异以蛎奴即为鲑，不知蚌之与蛎别也，似尚未确云。据此知谢山但尝见蛎奴，而于鲑实未之见也。又其所云鲑之别种，去鲑固远，而不知其所赋之外蚌内蟹，亦与鲑全然不类也。至藏器云一蟹一螺似乎近之，然鲑首又作虾形，不但一蟹，且其首虾上蟹下，其身则螺，乃天然形状如此，与所谓寄居者迥别。徐氏以目见所述，自较众说为确，故不厌其繁，爰节录原文，以告有识之士研究也。

炳章按：海月、璅蛄虽非药物，乃食用之品，功为本草收载，故特考正之。

二十六、猪肤（即猪之革外肤皮也）

猪肤，王海藏以为鲜猪之皮，吴绶以为燖[1]猪时刮下黑肤。汪石山谓：考《礼运疏》云：革者，肤内厚皮也；肤者，革外

---

① 燖（寻 xún）：把已宰杀的猪或鸡等用热水烫后去掉毛。

薄皮也。则吴说为是。盖肤者,肤浅之义也。按《医宗金鉴》方解云:猪肤者,乃革外之肤皮也,其体轻味咸,因轻则能散,咸则入肾,故少阴咽痛,是以解热中寓散意也。诠释详明,可以括诸家之说矣,余意亦以《金鉴》之说为是。其修治之法,当以鲜雄猪背臀之皮,外则刮去黑毛肤屑,内再刮净皮肉脂肪,至于极薄,即是猪肤矣。前人本草,语多含混,殊失发明,附此辨正。

二十七、硇砂(淡硇,即古之藏硇) 咸硇(有白硇、猪肝硇二种)

硇砂有二种,一种番硇,出于西藏,有五色,以大红者为最上,质如石而无卤气。诸家本草则言能化人心为水者,正指藏硇也。又云真藏硇能化血为水,虽经煅炼,亦不可服。一种盐硇,出西戎,状如盐块,乃卤液所结,得湿即化为水。白者为白硇,紫红者为猪肝硇,形如牙硝光净者良。《本经逢原》云:外治恶肉,除疣赘,去鼻中瘜肉最捷。不可过用,用毕即以甘草汤洗之。如觉金银有伪,投于硇砂罐中悉能消去,况入人之腹中,腐烂脏腑更何能免乎?若误中其毒者,以生绿豆汁恣意饮之可解。畏酸浆水,忌羊肉。

二十八、卤碱(即石碱,俗作碱) 卤咸(即石咸)

《本经》卤碱即石碱也,以张氏《逢原》说为是。后人本草卤咸下有补列石咸,则误矣。时珍曰:石咸出山东济宁诸处,彼人采蓼蒿之属,开窖浸水,每百引入粉面二三斤,久则凝定如石,连汁货之四方,浣衣发面,他处以灶灰淋浓汁,亦能去垢发面。张路玉曰:水碱乃灶灰淋汤,冲银黝脚所造,性能发面,故面铺中无不用之。病人食之多发浮肿，故方后每忌湿面。观其善涤衣垢，克削可知。时珍以其状如石类碱，故得碱名。又曰：石碱所谓卤咸者，皆斥地之名，则为凝滓及卤水之说皆非矣，因卤咸与卤碱不同。时珍曰：山西诸州平野，及太谷榆次高元处，秋间皆生卤，望之若水，近之如积雪，土人刮而熬之，微有苍黄色，即卤盐也。《尔雅》所谓天生曰卤，人生曰盐者是矣。凡盐未经滴去苦水则不堪用，苦水即卤水也。卤水之底澄盐，凝结如石者，即卤碱也（此实卤咸也，亦即时珍之误）。丹溪所谓石碱，即前灰碱是也。《吴普本草》谓：卤咸，一名卤盐者，非卤地之盐也。不妨同名，以上二者，名意略同，物各有异，恐互相混淆，据实考正之。

二十九、《月令》冬至麋角解传讹　考正麈角解

《时宪书·月令七十二候》：十一月冬至节，第三候之麋角解，麋实为麈，惟麈角解误为麋角解，始于何代已不可考，清代乾隆朝始行改正。然除官颁时宪书① 改正为麈角解外，其余民间历本积习相沿，仍多误为麋角解。兹节录乾隆御制文集"麈角解说"一文于下，其说曰：壬午为鹿角说，既辨明鹿与麋皆解角于夏不于冬，然《月令》既有其言，而未究其故，常耿耿② 焉。昨适冬至，陡③ 忆南苑有所谓麈者，或解角于冬亦未可知，遣人视之，则正值其候，有已落地者，有尚在到骨或双或落其一者，持

---

① 时宪书：即历书，又称时宪历。历代历书皆称为某某历，清时避高宗弘历讳，改称为"时宪书"。

② 耿耿：心中挂怀，烦躁不安的样子。

③ 陡：顿时，突然。

其已解者以归，乃爽然自失曰：天下之理不易穷，而天下之物不易格，有如是乎！使不悉麈之解角于冬，将谓《月令》遂误，而不知吾之误更有甚于《月令》者矣。然则《月令》遂不误乎？曰：《月令》之误在以麈为麋，而不在冬之有解角之兽也。盖鹿之于麋，北人能辨之，而南人则有所不能。麋之与麈亦如是而已耳。且《说文》训麈，有"麋属"之言，而《名苑》则又曰：鹿大者曰麈，群鹿随之，视尾所转而往。夫鹿也，麋也，麈也，迥然不同，亦不相共群而处，实今人所知者，而古人乃不悉孰为鹿，孰为麋，孰为麈，则《月令》不云夏至麋角解，冬至鹿角解，为幸矣。而又何怪乎其误麈为麋也耶？既释此疑，因为说以识之，《月令》古书不必考，《灵台》《时宪》则命正讹，以示信四海焉云。

炳章按：清代乾隆帝目验南苑麈角于冬至解角，而麋角不解，因敕改《时宪书》，麋角解之麋为麈，故严章福氏所著《说文校议议》中，谓今所谓麈即《说文》之麋，今所谓麋即《说文》之麈，称名互异，相沿已久云。又《竹叶亭杂说》[①]谓：麈即今之四不像，一名驼鹿为确。

按：麋，形似鹿而体庞大，高七尺余，全体暗赤褐色，眼小耳阔，牡体生有枝之角，其枝逐年增加，枝粗短，极坚强。

麈，头似鹿，尾似驴，背似骆驼，蹄似牛足，然皆似是而非，故名四不像。体毛淡褐色，背部稍浓，角表面有凹凸，干部分二叉，一向后一向外。向后者有并行之数，小桠直伸而出；向外者甚弯曲，至末端复分歧。及冬则其角解落，体长七尺余，高

---

① 竹叶亭杂说：当作《竹叶亭杂记》。清代姚元之撰，历记朝廷掌故、礼仪制度、地方风情物产、石刻印章、古籍文物、人物轶事、读书杂考、花虫木石等。

约四尺，足大蹄较小常缓行，然疾捷驰时尤捷于马。

曹廷杰曰：四不像，鄂伦春养之，性驯善走，按此兽清时南苑畜之，同治四年，法国教士达维氏见而异之，因绍介^①于世界相见。炳章特将鹿、麋、麈三物各解角候及形态辨明传讹而改正之，其余详考见炳章所著《鹿茸通考》中，可以参考。

① 绍介：即介绍。

卷　下

第三章　仿造伪品之革除

病家之生机虽则操之于医师，而枢纽实系于治病之药物，如医虽处方无讹，而药则以伪乱真，或修治不精，亦失实效，岂可任其承讹袭谬而不纠正之乎？即如今之京胆星等成药，市上小药肆亦有采用，或来行销仿造伪品，大药肆虽多自制，然各成药修治各法多载古人方书，班班可考，非彼作伪者，有独得之秘，吾人皆可照方自制。其无重要作用者，可革除之。兹将其治疗上有重要作用者，分述基本产地、形态、修制、效用、主治、用量、辨伪，说明如下。

一、子红花（伪造禁用）　红花子（名天仙子）

基本　红花乃草本植物球状花序之花瓣。

产地　多产河南、浙江、四川、西藏及各处。

形态　红花茎高尺余，叶似蓟，花亦似蓟。橙黄色花下多球多刺，花出球上。药农侵晨①带露采花，采已复出，尽乃已。球中结实白，颗粒如小豆，形似白丑，稍大名天仙子，即红花子，非今之红花。

性味 性温，味苦辛，无毒。

效能 通经活血，散肿止痛。多用破瘀血，少用养新血。

主治 妇女经水不通，产后血晕口噤，腹内恶血不尽，绞痛，胎死腹中，并酒煮服。亦治蛊毒。

用量 轻用五分，重用一钱至钱半。

辨伪 红花载在本草者曰红蓝花，曰番红花，曰藏红花。所谓片红花者，是番红花鲜时捣熟，捏成薄饼，阴干，可染真红或作胭脂，以作染料之用。考今之子红花，并非红花之子，古人亦无此制法，乃后人以苏木研末，面糊捣烂，放粗筛上搓擦于筛下，逐成小豆形，再用洋红花研末，乘湿为衣，晒干，即名子红花。虽则苏木亦能活血破血，于效用尚无过碍，惟一入药罐即行腐散，再经煮沸，药汁如腐不堪下咽。余顾后人用红花者，片红花、藏红花、杜红花皆可取用，惟子红花以不用为是。

炳章按：红花子即天仙子，壳白而扁，三棱而尖，形似向日葵子而小，味淡气平，能行气开结，化毒凉血，能收散漫之毒。凡痘疮红晕散漫，血不归痘，久不化浆者，用此加入消毒调血药中，立能引血归痘，退红晕而化浆，此即红花自然所生之子也。近人以苏木研粉，用面糊打成作小豆粒状，名子红花，此乃伪品，有害于病，宜禁革不用。

---

① 侵晨：黎明。

附：红花品种真伪考

炳章按：红花于三四月间出新。河南省归德州出者名散红花，品尚佳；亳州出者亦名散红花，品略次；浙江鄞县、慈溪、余姚等县出者名杜红花，品亦佳，色皆红黄；出山东省者名大散花，次之；孟河出者品更次；河南省怀庆出者名怀红花，略次；湖南省出者品亦佳；产陕西省者名西红花，品较次；日本产者色淡黄、味薄，名洋红花，品更次。又有片红花者，其色鲜红，别是一种红花，鲜时捣压成薄片晒干，从前大红染坊多作为染真红之用。

日本尚有河川出者名结子花，其色红紫者亦佳。又产宴州者名为大结子花，亦为染坊所用。结子花伪者，以苏木研末，掺以面粉捣透，做成粒子，不宜用以入药，不如用杜红花为妥。此外又有西藏红花一种，花丝甚长，色黄兼微红，性潮润，气微香，入口沁人心肺，效力至强，为红花中之极品，价亦最贵。此各种红花之类别高下，记之以作参考。

二、青黛（浮者即青黛，沉者即蓝淀，亦作青黛）

基本 本品系一种蓝色粉末。

制法 以靛青入染缸时，必加石灰少许，轻浮水面之靛沫（俗名靛青花），挹①起晒干，即上青黛。染后沉缸底者，内有石灰质，取出晒干，为次青黛。

性味 性寒，质轻浮而松，色青，味咸平，无毒。

---

① 挹（yì忆）：舀，把液体盛出来。

效能　泻肝热，散郁火，去烦热，消食积，傅热疮，解虫毒。

主治　凡小儿风热惊痫，疳毒、丹热、痈疮、蛇犬等毒，金疮出血，天行瘟疫，头痛热毒，发斑吐血等症，或作丸为衣，或为末干掺。

用量　汤剂轻用三四分，重用一钱。丸剂不拘。

辨伪　如上法晒收者，性轻质松者为青黛，若质量沉于缸底者为蓝淀，乃蓝与石灰作成，其气味与蓝稍有不同，而其止血拔毒杀虫之功似胜青黛，又能治噎膈之疾，亦取其化虫之力也。近今药肆统名青黛，故用于疮上，必致燥裂作痛。又以近时本靛不种，染坊多用靛油，已无土靛供应，若以在靛油染缸所搅取之青黛，亦不合用，因靛油中多属礆硝消克之品，不宜用以入药，朽人①之意，不用为是。

三、血竭（紫黑坚重者伪品，禁用）

基本　本品为木本植物之脂液凝结而成块状红紫色物质。

产地　产于东印度者佳，南番诸国亦有出产，中国广东亦产，品质较次。

采制　血竭采取有收自实者，法取瓷盆，注水一半，盆中盖以铁丝网，置实于上，热以水蒸气，则血红色之树脂自然续续流出成小圆块，即以该树之叶包裹，候其自干。一法取子实捣烂，入布袋榨之，脂亦流出成小圆块。一法投实水中煮之，俟树脂溶出，放冷成块。或于夏日采收自然沥出树脂，或得自树干者，亦

---

① 朽人：年迈衰老之人。多作谦词。

皆用叶包裹。

形态 血竭为骐骥竭树之脂，树有数种，有蔓茎、灌木、乔木等别，多生于东印度等处，产因地异，本各不同。印度产者，干粗二寸许，缠络他树，羽状复叶，小叶作披针形，周缘有硬毛，花为黄白色之冠状，实圆如球，质甚坚硬，外具黄褐色之鳞片，其下渗出血红色之树脂，即血竭也。为和气血、敛疮疡之圣药，惟其单入血分，与乳香、没药兼能入气分者不同。但近今药肆多以海母血伪充，味大咸而气极腥，大非所宜也。用者当选其能染透指甲者为真品，或用火烧之，涌出赤汁及久不变色者亦为真品。

性味 甘咸平，无毒。

效能 和血气，敛疮疡，散瘀定痛止血。

主治 心腹卒痛，金疮血出。止痛生肉，去五脏邪气，破积血。

用量 五分至一钱半。

辨伪 炳章按：苏恭谓，骐骥竭树名渴留，紫钾树名渴禀，二物大同小异。马志曰：二物同条，功效亦别，紫钾色赤而黑，其叶大如盘，钾从叶上出（炳章按：紫钾俗名紫草茸，乃树间昆虫所造成，故《纲目》列入虫部）；骐骥竭色黄而赤，从木中流出如松脂。又曰：今南番诸国及广州皆出，木高数丈，婆娑可爱，叶似樱桃而有三角，其树脂自木间流出滴下，状似胶饴，久而凝坚，乃成血竭。色作赤色，采收无时，旧说与紫钾相类，实别为一物，效用亦殊。《一统志》则云：血竭树略似没药树，其肌赤色，采法于树下掘坎，斧砍其树，脂流于坎，旬日取之。多出大食国（即印度）。考诸家辨正血竭，确别有一物，惟《南越志》言是紫铆之脂，迨为传讹之辞。总之血竭色要鲜红有光，质体要松，试之以透染指甲者为真。以火烧之，有赤汁涌出，入纸而无迹晕，久而其灰不变本色者，即属骐骥竭，最佳。又色紫黑质坚，外用竹箬包裹者，为鞭竭，品略次；若大块色呈紫红，质坚硬且重，嗅有松香臭者，皆伪造品，盖多取松香、矾红研细，拌和炒烊，做成小块，伪充血竭，不合药用，应即革除禁止。按血竭为伤外科繁要 ① 之药，必采上品，毋为所误。

四、白蒺藜（即今刺蒺藜；另有沙、潼蒺藜）

基本　本品为刺蒺藜之色白去刺者。

产地　所在有之，秦州、同州产者最佳。

形态　《广群芳谱》曰：刺蒺藜多生道旁及墙头之处，叶四布，作细蔓，茎淡红色，旁出细茎，一茎五七叶排两旁，如初生小皂荚，叶蔓圆整可爱，秋时开黄色小花，花后结实。每一朵蒺藜五六枚，团砌如扣，每一蒺藜子状如赤梗菜子形，有三角四刺，子实有仁，白蒺藜花后结荚长寸许，子大如脂麻，状似羊肾而带绿色。

性味　味苦甘，温，无毒。

效能　破血，破积聚，消风下气，健筋益精，坚固牙齿，久服长肌肉，能明目。

用量　轻用钱半，重用三钱。

辨伪　《本草经解要》云：白蒺藜亦即《纲目》所云刺蒺藜也。按沙蒺藜生同州沙苑，子光细微绿，补肾治腰痛，今人称沙

---

① 繁要：繁复而重要。

蒺藜者是也。其关中产，但称沙苑蒺藜，出陕西同州沙苑牧马之地，细叶绿蔓绵布沙上，七月开黄色紫花，如豌豆花而小，九月结荚，长寸许，形扁，缝在腹背，与他荚异。中有子似麻大，形似羊肾，色微黑，此即今之沙蒺藜也。产潼关者，形亦似羊肾，较沙苑蒺藜略大，褐绿色，气腥味甘微咸，温，无毒，以其得漠北之气，故性降而补，能益肾，治腰痛，虚损劳乏。聚精丸中用此佐鳔胶，最能固精补肾。又有一种土蒺藜，系山东各地野产，开红花，咬之生腥气，粒略小，但缺处有尖钩为异，亦有以伪充潼蒺藜者，不堪入药，亦不可不知也。此即红花草子也。

又按：沙蒺藜七月出新，陕西潼关外出者名潼蒺藜，色红带黑，饱绽，性糯味厚气香，以滚水泡之，有芳香气者为最佳。又有产于亳州者白亳蒺藜，细而且瘦，性硬，滚水泡之无芳香者为次；尚有山东产者为东蒺藜，色黄粒扁粗大，性更硬，品最次。又有扬州出者为荷花郎，郎之子遍地皆有，土名草蒺藜，即南方红花草子之子，不入药用。

五、南烛草木（即乌饭草） 南天竹（即杨桐，庭除[①]植物）

基本 本品为草本而兼木本植物，故名南烛草木，即今所称南天烛者是也。

产地 江南处处有之。

形态 多年生灌木，茎干微紫，丛生而直，高四五尺至丈余，叶为多数披针形，小叶而成，经冬不凋，初夏开白色五瓣花，花后结子，初时色绿，至冬则赤。

---

① 庭除：庭前阶下，庭院。

性味　味酸涩，无毒。

效能　止泄除睡，强筋益气，明目乌发，解肌热，清肝火，活血散滞。

用量　一钱至三钱。

辨伪　沈括《笔谈》云：南烛草木，本草及传记所说多端，今少有识者。为其作青精饭黑，乃北人多误以乌桕为之，实非也。此乃木类，又似草类，故名南烛草木，今人简称南天烛是也。一茎，茎如荫蘖，高三四尺，庐山并有盈丈者。叶微似楝而小，至秋则实如丹，南方至多。陈藏器云：南烛生高山（此说不确），经冬不凋。苏颂曰：此木至难长，初生三四年，状若菘菜之属，亦颇似栀子，二三十年乃成大株，故曰木而似草也。子如茱萸，九月成熟，酸美可食。叶不相对，似茗而圆厚，味少酢，冬夏常青。枝茎数紫，大者亦高四五丈而甚肥脆，易摧折也。李时珍曰：吴楚山中甚多，叶似山矾，光滑而味酸涩，七月开小白花，结实如朴树，子成簇，生青，九月熟则紫色，内有细子，其味甘酸，小儿食之。

又按：《古今诗话》云：即杨桐也。（按：此是南烛草木而非杨桐。）叶似冬青而小，临水生者尤茂，寒食采其叶，渍水染饭，色青而光，能资阳气，故叶名青精，又名墨饭草。王圣俞云：乌饭草乃南烛，今山人挑入市，卖与人家染乌饭者是也。南天竹乃杨桐，今人植之庭除，可避火灾。结红子以为玩者，非南竹也。古方用乌饭草，与南烛，乃山中另有一种，不能与南天竹牵混。周颂曰：株高三五丈，叶类苦楝而小，凌冬不凋，冬生仁子作穗，人家多植庭除间，俗谓之南天竹。此二者说理其确。至于效用，亦多分别，按南烛味酸涩止泄除睡，强筋益气。《拾遗》补则谓明目乌发，解肌热，清肝火，活血。

又按：南天竹治瘰疬，洗眼去风火肿痛、眵泪，小儿疳病；南天竹子治三阴疟疾，解砒毒。二者种类固异，效用亦殊，不可不明辨之，庶不误人。

六、阿魏（伪者胡蒜白造，伪造禁用）

基本 本品为木本植物之脂液，采取凝结成不规则之黯黄色色块以供药用。

产地 陈仁山《药物生产辨》云：阿魏产南洋孟米咖喇吉打运来，无砂净白者，名肉魏。一产印度之阿佛干，取该树蕊汁制成，有红白彩色者，名为彩魏，味苦而辛臭，味颇烈。《和汉药考》曰：产于波斯、阿富汗、尼斯丹及其邻邦，大部自孟买运出。

形态 阿魏为多年生草本，在初生数年内，只生一种基立叶，至抽茎结实，则枯萎而死。其基立叶直立地上，长二三尺，带青绿色，而有灰色之短毛，为五重翼状。其小茎作披针形，数年后茎始生，作圆筒形，色绿，不分歧，茎叶膨起于叶柄之下部，其状如靴，顶叶变为苞叶，腋间伸出花梗二三十枝，各于梗之顶端开五瓣之小黄花，相缀而为复伞形花序。果实为扁平裂果，色稍黄褐，作卵圆或长卵圆形，背有茸毛，根肥大作圆锥状，外色灰褐或带紫色，内色白，中含乳汁，此乳汁有不快之臭气，根上如有损坏，浆汁自然渗出，凝结而黏附于外。

种类 阿魏之基本植物既多，收采之法亦异，不但形各殊，且混有夹杂物甚多，故品类亦颇参差不一。其纯粹品种出产极少，最佳之品无运销他国者，其自孟买出口之阿魏，多属波斯南部之产，市上品种分为三种。

（一）颗粒状阿魏。为大小不等之圆形颗粒，比重约 1：3，有脂肪之光泽。其新鲜者色类白而柔软，可搓可捏，经日则变红紫褐等色，质坚而硬，然搓以手掌，仍柔软如前，破碎面色白，触空气则微红，终变为与外相同之褐色。阿魏中，此其最佳也。

（二）块状阿魏，又称无形阿魏。形状为不整齐之块片，其间稍稍粘连，色暗褐，有黏着性，中间有稍淡明之颗粒状。阿魏颗粒多者价贵，少者价廉，每杂有根株之截片、茸毛等，市上以此品为最多。

（三）含砂阿魏。亦无形之坚块，色暗褐，碎面有结晶光泽，中间常杂石膏、砂石，品为最劣。

采制　阿魏乃树根汁液制成。该树原产波斯等处，今广州亦有产之。树最高约丈许，树径约寸半，树下之根径约三寸，其根发出大叶，每叶长约二尺。树经四年方能割取根液，制成是物。形色或黄或红或白。

或于根之周围挖孔，摊物其下，俟渗出浆汁，下垂物上，凝结而采取之。该处土人多伺叶枯萎时断其茎，挖去根株周围之土，而即取其叶或茎覆其上，以御风雨。如是月余，去其覆，断其根之上端，立有浆汁渗出。又覆之，再二日，浆尽凝结收采之，即阿魏也。如是又覆之，约二三日，二次汁出且凝再收采之，此为稀薄之汁，品质不佳，必和以石膏、淀粉及壳类粉末，然后入市发售，此为第三次收采。间隔八日至十日，仍如前法，每二日收采一次，可连续收取两个月至三个月之久，此乃稠厚之汁，为最上品。

性味　辛平，无毒。

效能 消肉积，杀虫散痞，辟秽下恶气，除邪鬼蛊毒。

辨伪 《本草纲目》曰：黄金无假，阿魏无真。皆言其得之难也。近今市肆用色黄溏者，曰溏魏，为佳。黑色者名砂魏，为次品。按阿魏有三种试法。

（一）以半钱阿魏置于铜器中一宿，阿魏沾处如银者真。

（二）以一钱阿魏入五斗草自然汁中一宿，至明日如鲜红者真。

（三）以一钱阿魏安柚树上，立干者亦佳。

《远西医方名物考》曰：阿魏产于波斯等热带国家，乃草根之脂液曝干结成大小之碎块。上者为颗粒色黄，或红而带赭，透明有光泽，或杂以淡紫之斑，干亦黏润，嚼之则黏齿，握之软如蜡，必经岁始稍硬。带赭黑色臭气如蒜，甚窜透，触之令人呕哕，投于火，臭益烈，此为最上品，密藏之，虽经数年，臭气不减，效力亦不弱，味苦辛刺舌。下品暗褐色，中杂污秽物，或软如脂膏，或枯燥而不黏润，臭气较微者，便不堪入药。劣品有以白色之华尔司类加大蒜汁捣，干搀下品之阿魏，以作伪者，其质必松脆易碎，且光滑，浸以烧酒，必尽溶化，可立辨也。

许辛木云：阿魏最难得真，诸书皆言极臭，恐防作吐。盖肆中皆以胡蒜白伪造也。余有友人贻^①塔尔巴哈台^②阿魏精，其色黑中有黄，并不甚臭，舐之气味极清，不作恶心，乃知真品云。

---

① 贻：赠给。
② 塔尔巴哈台：清代新疆的一个政区，即塔尔巴哈台参赞大臣辖区。其治所绥靖城又称塔尔巴哈台城，简称塔城，即今新疆塔城市。

七、人中黄（黄黑色坚重者伪品，禁用）

基本　本品系甘草末纳入竹筒，浸粪缸内数月，取漂，阴干，成黯黄色圆长段形粉块。

制造　截大淡竹一段，刮去青皮，留底二节，上节开窍，以甘草末纳入竹筒内，以木塞上窍，再以松香用火烊闭塞口，须不损漏。冬月插浸粪缸中，至立春日取出，在清水中漂浸数日，以出臭气，悬挂风处阴干，剖竹取出待用，即人中黄也。

性味　性寒气平，味甘苦微咸，无毒。

效能　凉血热，清痰火，泻五脏热，解一切毒。

主治　瘟疫湿热温毒，大热大渴，烦躁，狂乱奔走，状如癫痫，言语不实，烂喉丹痧，热毒恶疮，蕈毒箭毒，及初生小儿胎毒内盛，既能化毒，又稀痘疹，此为最验。

用量　轻用一钱，重用二三钱。

辨伪　真者如上制法，伪者以甘草研末，面糊捣透搓成圆长形，晒干待用，故质重坚实。效能除甘草本能外，无其他作用，伪品不入药用，宜革不用。

《药学大辞典》谓：用黄芩末、绿豆粉，加少许甘草，捣香胶而成，实伪品中更劣也，不入药用，应禁革之。

八、秋石（盐秋石古名阳炼，淡者无真，皆系伪造，禁用）

基本　本品系取人溺，以秋露搅澄晒干，成为卤石质。

制法　秋时取童便，每缸入石膏末七钱，桑条搅之澄定，倾去清液，如此二三次，乃入秋露水一桶，再用桑条搅之澄定，如是反复数次，则秽净咸减。以重纸铺筛晒干，刮去在下重浊，取其轻清者，即为秋石（即盐秋石）。再研入罐（阳城罐），铁盏盖定，盐泥封固，升炼三炷香，其升起盖上者，名秋冰，味淡而香，乃秋石之精英，即所谓淡秋石也。此外又有阳炼法、阴炼法，附录于后。

阳炼法：童便不拘多少，入铜锅内熬干，则硬如坚铁，锅内亦放火烧去臭气，乘热取出，打碎为末，再入锅内，清水煮化，后用棉纸七重滤过，复入锅内熬干，如此淋熬三次，色白如雪。乃入砂罐内盐泥固济，火煅一日夜，只取飞上铁灯盏者为末，枣肉丸如绿豆大，每服五丸至十丸，空心酒下。久服壮阳起痿，脐下如火、诸般冷疾、久年虚损、劳惫甚者，服之皆验。

阴炼法：童便不拘多少，入浓皂角汁少许，以杀其秽。用井水一半相和，旋搅百匝，令澄去清水，只留浊脚，再换新水，如此澄搅数次，以色白无臭气为度。晒干，枣肉为丸，每服十丸，空心酒下。或以人乳汁和晒更妙。此法去咸味，不伤肺，大能滋阴降火。参《苏沈良方》法。

性味 味咸，气温，无毒。

效能 滋阴润脏，退蒸软坚，治痨止嗽，通热利便，涩精固气，滋肾水，养丹田。

主治 色欲过度，羸弱久嗽，眼昏头晕，腹胀喘满，腰膝酸痛，遗精白浊。返本还元，归根复命，洞入骨髓，无所不治。

用量 轻用五分，重用一钱半。

辨伪 现行之淡秋石，色白形圆如丸，每重三四分，外印淡秋石之红字。考其原料，以煅石膏研粉，水和为圆丸，实非秋石制淡，不如竟用盐秋石，否则有名无实，害人不浅。

备考 张石顽云：秋石一物，得真阴真阳之精华，为治劳滋肾之要品，炼之得法，足以长生。《苏沈良方》曾详载之，若制不得宜，反足贻害。某年余曾用秋石一味，于某病家时，适有药肆伙在侧，谓余曰：今药肆所备之秋石，类皆咸味，其质不净，医者不知耳。且有用至三四钱者，不知咸能走血，反生燥渴。愿海内药肆慎勿以伪乱真，并愿海内医家慎勿妄用秋石，甚愿海内慈善家仿《苏沈良方》制法制备，便人购用，亦一道德事也。

九、胆星（黄褐色真，黑者伪品禁用）

基本　本品系天南星末，用黄牛胆汁拌透，阴干，经九次复制而成黯黄色块形。

制法　用南星一斤，漂五日，晒干研末，盛于瓷盆内。冬月取无病黄牛胆，大者五只，倾出胆汁于盆内，同南星末和匀，复装入胆皮之内，悬于有风无日之处阴干之。再将胆剖开，取出南星，再研细，仍用牛胆汁和匀，装入胆内，仍悬有风无日处阴干。如此拌装胆汁几次，研末，以第九次胆汁拌捣后即成胆形曲块，愈陈愈佳。如牛胆难觅，可减少份重，能照法制三四次亦效。

性味　性凉润，味极苦，色暗黄，气微腥，无毒。

效能　清热化痰，镇惊息风，行气滞，杀诸虫。

主治　中风中痰，五痫痰厥，身强肢抽，喉痹痰包，耳项痰毒结核，头晕目眩，小儿急惊，壮热，实痰壅闭上焦，目瞪口噤，风喘烦躁，胸腹胀满，筋脉拘挛，一切痰因火动之病以此降之，皆平时临床历经试验，屡有功效者。

用量　轻用三四分，重用一钱，极重一钱五分。

辨伪　《幼幼集成》云：南星能装制九胆者，诚为至宝，任彼真正牛黄，莫能及此。若市肆胆星，一胆而已，切不可用，云云。近时更有一种最通行者，黑色如膏，味甜兼苦，名京胆星，乃以元参研末，炼蜜捣匀，装入鸡食肚内阴干，伪充胆星，若因惊风实热痰闭诸症用之，反被其壅闭致死。盖元参、蜜糖，性均滋腻，最为壅气滞痰之品，一经入喉，连痰挟药逗遛喉管，必致阻塞气管，为害不浅。医者病者，应宜审之慎之，不可误服。

炳章按：造胆星之法，于冬月用黄牛胆汁拌漂天南星细末，如稀糊状，乃装入胆皮内，悬于有风无日处阴干，并将皮剥去捣末，再用新鲜黄牛胆汁，如上述制法，曾手制至第三次，其色尚犹黄白，至九次后，才成褐色。此为著者经历制备所得情况，所用牛胆在沪购买，逐日拌晒，得成九制胆星珍品，效用甚捷。伪品色黑，味甜兼苦者。京胆星杀人，宜革除禁用。

十、阿胶　驴皮胶（伪造者名小青胶，禁用）

基本　本品系全黑驴皮，去毛肉漂净，用阿井水煎者为阿胶，以黑驴皮用本地水煎者为驴皮胶。

制法　炳章按：阿胶本出山东阿县，以纯黑驴皮用阿井水煎之，故名阿胶。考阿井在东阿县城西，《县志》云：曾有猛虎居西山，爪刨地得泉，饮之久化为人，后遂将此泉为井。然此水实为济水之源，其色绿，其性趋下。东阿城内又有狼溪河，其水为漯水之源，乃洪范九泉之水所汇归，其性甘温，故合此二水制胶为最善。相传每年春季，选择纯黑无病健驴，饲以狮耳山之草，饮以狼溪河之水，至冬宰杀取皮，浸狼溪河内四五日，刮毛涤垢后，再浸漂数日，取阿井水，用桑柴火熬煮三昼夜，去滓滤清，再用银锅金铲，加参、芪、归、芎、桔、桂、甘草等药汁，再熬至成胶。其色光洁，味甘咸，气清香，此即真阿胶之制法也。

性味 性平，味甘，气清香，烊汤汁清白不稠黏。驴皮胶性亦平，汁液稠黏，气味重浊，方用必须蛤粉炒松。

效能 滋阴润燥，清肺化痰，止血安胎，以阿胶为胜；补血养肝，添精益髓，固肾健筋，此以驴皮胶为能。按：《本经》云：阿胶性甘温，清肺养肝，滋肾益气，补阴祛风，化痰润燥止喘，善治虚劳咳嗽，肺痈吐脓，吐血衄血，肠风下痢，崩带胎动，经水不调，及肺毒痈疽，一切风症，服之无不效验。

主治 凡虚劳咳嗽，肺中瘀积，肺痿唾脓，喉痒痰嗽，吐血咯血，血虚生风，便血溺血，便燥赤痢，女子下血，安胎，崩漏带下，劳极洒洒如疟状，腰脊四肢酸痛，皆有特效。虽胃气虚弱，不炒亦可用之。此述阿胶。

丈夫内伤腰痛，虚劳羸瘦，阴气不足，脚酸不能久立，妇人血枯，经水不调无子，胎前产后血衰精亏诸疾，男女一切血燥风病均可通用。如胃气不健者，必须蛤粉炒用。此述驴皮胶。

用量 轻用一钱，重用钱半至二钱。

辨伪 近有一种名小青胶，以破碎陈旧牛皮及破旧鞋皮煎熬成胶块，色亦如阿胶，名曰小青胶。昧利之徒以此炒成珠，曰阿胶珠，此等赝品服之非但无效，甚至反而发疮生毒。因杂皮多器用之皮，含有毒汁，故其为害甚烈，禁止发售，以重人命。阿胶真伪鉴别之法：

（一）真阿胶烊化之后，气清香，有麻油气，汁色黄白，稠而不黏腻，味甘微咸。其原块在十年以内者，色呈苍翠，质尚坚硬，至六十年以上者，色转黄而质松脆，效用更佳。若肺劳服之殊有奇功。

（二）若本煎驴皮胶，烊化气微腥（陈胶无腥气），汁呈黑褐色甚黏腻，味亦微咸兼甘，用作补血药亦佳，以治肺病血病，则能凝胃，反不佳也。

（三）清胶烊化纯属臭秽腥浊之气，令人作呕，服之损人。山乡小药肆往往以小青胶切小块，蛤粉炒透以代阿胶，质固无益有损，臭味特殊，甚且有毒，服之多发疮疡云。

炳章按：辨验之法，凡用鲜驴皮煎者，胶自坚莹；用干驴皮煎者，胶必浊暗而不光亮；牛皮煎者，黄色透明如琥珀，故曰黄明胶。据著者试验，以真阿胶少许化烊，其汁黄黑色不甚黏，有麻油香气，味兼咸者为真。若烊化汁黑而黏，气腥味淡，非阿井水煎，或本地驴皮胶及他杂皮煎者，非阿胶也。世人有欲黑如漆、明如镜之说，亦非真诠。作伪者多取杂器之旧牛皮等，所煎则黑而焦脆，用油磨擦光亮以惑人，非真品也。有一种俗名小青胶，有毒，不可入药用，亟当禁除，因害人重大，故前后反复辨之，还希阅者宥①之。

十一、百药煎

基本　本品系五倍子、甘草、桔梗、芽茶、醡糟作饼酿造而成，色暗黄，印作方块曲形。

制法　五倍子一斤，桔梗、生甘草、上芽茶各一两，共研末，入醡糟二两拌和，糟罨起发如面即成。此为《本草求真》与《本经逢原》订定之方。

性味　味酸涩微甘，气平无毒，性主收敛，收中有发，缓中

---

① 宥（yòu 又）：宽容，饶恕，原谅。

有收。

效能 化痰除嗽，止渴生津，收顽痰，解热毒，收湿消酒，止下血久痢，涩肠固脱。

主治 上焦痰逆喘咳，小儿日久顿呛，及火浮肺中，黄昏咳嗽，此为专治之药。牙齿宣䘌、面鼻疳蚀、口舌糜烂、喉痹肿痛、下焦肠风下血、久泻久痢等症，此品为末，可掺风湿诸疮，能干水收口，及收脱肛、子肠下坠诸症。

汪颖曰：凡治心肺咳嗽，痰饮热渴诸病，含化咽下更为合宜。

禁忌 初感风寒暴嗽，及肺有实火并痰饮内聚之症。以其性敛，皆应慎用。

用量 轻量五分，重量一钱，极量二钱。

辨伪 近今通行者，多从苏省运来，是一种药渣头做成，价极贱，嗅之纯是龌龊霉菌气，最为害人，应革除，以重人命。

备考 此方系遵《本经逢原》《本草求真》二书所改定者配合。与《医学入门》方略有不同，兹将其方附录于后，以备参考。《医学入门》云：百药煎味酸无毒，润肺治嗽，化痰止渴，疗肠风下血，为末掺诸疮，能干水收口云。制造法：用五倍子十斤，乌梅、白矾各一斤，酒曲四两，上将水红蓼三斤，煎水去滓，入乌梅煎，不可多水，要得其水，却入五倍粗末，并矾曲和匀，如作酒曲样，入瓷器内，遮不见风，候生白取出，晒干取用。

炳章按：红蓼三斤，性热有毒，且太猛烈，故不取用。

十二、新绛（洋红染者有毒，不入药用）

基本　本品系蚕丝纺成线，以茜草汁染红，属红色线类。

制法　古之新绛，以蚕丝纺织成线，取鲜茜草根捣碎，煎取赤黄色染料，此色素日本名阿里查宁。以此汁染之，即是新绛。在清同治年间，是法尚有人能染，今已失传。近之新绛，乃以片红花煎成黄色汁，加入酸类之汁，则变为红色，即以此汁染之。考片红花即番红花（日本名洎夫蓝），此花有黄色染料，其花盘蓝色，而花须红黄色，采其花须（即番红花）捣出汁，压成薄饼形晒干。片红花气微香，淡于水，或于醇酒内消化，能变成黄料，染于丝线，即今新绛。近人有谓猩猩血染者，皆不深考，实无据妄谈也。

性味　性寒，味平微苦而酸，无毒。

效能　行经脉，通络瘀，敛血海，止崩漏，降泄血瘀下行。

主治　六极损寒停瘀，吐血衄血，崩带，产后血晕，及淋沥月经不止，经闭之风痹、黄疸、肝着，除男子消渴，皆有特效。

用量　轻用五分至一钱，重用钱半至二钱。

辨伪　考新绛，诸家本草皆无专条收载，惟陶弘景云：染绛即茜草也。《长沙药解》虽略述效用，而未详造法，以致后人无从依据。古人传说以猩猩血染蚕丝线，故名猩绛，然亦未见本草明文。《医学入门》云：茜草色鲜红，可以染绛。唐容川云：新绛乃茜草所染。按唐宋时用茜根煎汁染之，至清代多以川产片红花煎汁，其色本黄，而以乌梅汁加入，经宿后，因受酸性，遂变为红绛色，阐解效用，具有活血化瘀通络作用。叶氏辛润通络法，从《金匮》旋覆花汤增益之；王氏则云利湿，乃利血络中淤热之湿，非夏秋时湿热病可用，误用之反引湿热入于血分，此是血分之药，湿热乃气分之病，不可不辨也。惟通经活络之效能亦与茜草符合，尚可通用。凡伪者，皆为洋红染成。以滚水泡之，水即红者，洋红所染也，有毒不可入药用；水不红者，真红花染也，可入药用。

十三、大枫油（白厚如脂膏者伪，禁用）

基本 本品系大枫子去壳，取内中白肉，榨取成油，含有多量之游离酸性。

制法 大枫子敲去外面黑色硬壳，将色白多脂之仁（黄油霉黑者不用），以榨油机榨之，即大枫油也。

性味 性热，味辛，有毒。

效能 杀虫劫毒，燥痰伤血。

主治 大风诸癞癣疥，风刺赤鼻，手背皲裂，杨梅恶疮。李时珍曰：大枫油治疮有杀虫劫毒之功。不入煎剂，若入丸剂，亦不可多服。用诸外涂，厥功甚伟。《和汉药论》曰：大枫子油虽不能视为癞病特效药，但屡能使病势减轻，为不可掩之事实。

用量 不入煎剂，制丸随方多寡，外涂酌用。

辨伪 真者为大枫肉榨取，故油稠薄而色暗黑；伪者以白柏油烊匀，故色白，结脂甚厚，此为伪品，应禁用。

十四、方铜绿（方块者是伪品，禁用）

基本 本品系铜之精华液气结于铜面，刷下之绿色粉末，属矿石质。

制法 分为二法：一法以酽醋涂旧铜上则生铜绿，收取研末，水飞去石澄清，慢火熬干细研，此为真铜绿，最佳。一法以旧碎铜同真米醋拌匀，蒸罨至铜腐烂晒干，名曰搪青，俗名芜湖青，此为略次。凡糖色店煮青梅、烛店造绿烛，从前皆须用此，以作绿色。

性味 味酸，气平，有微毒。

效能 明目止血，去肤赤，消瘜肉，吐风痰，杀疳虫。

主治 风眼沿烂泪出，面黡黑痣，头上生虱，口鼻疳疮，赤发秃落，走马牙疳，肠风痔漏，顽癣臁疮，诸蛇螫毒，百虫入耳，妇人血气心痛，及瘫痪风痰，卒中不语。糯米糊丸，酒研服，能吐毒涎，泻恶物。

用量 不入煎剂，故无用率[①]。

辨伪 近今市肆方块铜绿，色白微有绿色，乃广粉（俗名燥粉）合板青少许，以米醋拌捣成饼，切作方块，置咸湿地上蒸罨发绿，晒干，纯系伪造，慎弗误用，亟应禁革。

十五、范志曲（本制者名建神曲，又名百草曲，尚可通用。装花纸盒者伪造，禁用）

炳章按：范志曲者，乃福建省泉州县城西东塔前范志斋药铺蔡协德先生发明，采集药草，研末造曲，气味清香，销行各省，后则同城学院前吴亦飞亦造万应神曲，其价每斤皆售纹银一两六钱（每两七角）。此二家价虽高昂，物则道地，今则方已流传，各处药肆纷纷自制小块，名曰百草曲，或曰建神曲。照方修合者，功效与泉州相等，自可取用。惟近有无耻败类，只求私

[①] 率：规格，标准。

利，不顾人命，纯以杂药渣末磨粉造曲，块各一两，每盒二块，一斤八盒，装潢华丽，售价极廉，盒内冒用范志仿单，形式与真无异，内容不但毫无香气，纯是霉蒸恶浊之气。此等伪物，遍销邻村僻地小肆，若误服之，轻则致重，重者致死，杀人无穷，应完全禁革。

十六、各种蜡丸、痧药、衍泽膏、眼药、至宝丹、清心丸、苏合丸、抱龙丸、女科乌金丸等，各伪造品

炳章按：近今通行最害人者，药物之中莫如各种蜡丸、成药丸散，医者对病家用此药品，病态已处万分危急之际，与服此等丸药，不啻夺命金丹，必须药良则生，药伪必死矣。如至宝丹、清心丸、抱龙丸、回春丹、苏合丸、女科乌金丸等，伪品皆每盒十颗，上印务本堂制，或真从广东运来，或本地自造，冒印务本堂牌号，不论何种药丸，每盒只售银币二角（上述价目系民二三年间）。试问药品纸盒、仿单、人工等等，每粒只值二分，其中药品为犀黄、犀角、珍珠、麝香、冰片，均属贵重之品，区区二角代价，能购如许之多乎？其中能有如许贵重之药乎？考其实际，纯是药箩渣末所合（是时药渣每斤不过分余），成本主要全在纸盒、蜡壳、装潢，获利之钜①，莫之与京②，害人之深，莫此为甚。而此种伪药，其销数反较真品为多。此等伪药，多为山乡偏壤小店，言之心悸，若城市大店，或多自制，或从大药肆批售，货高价贵，当然道地可靠。痧药价亦极贱，其无珍贵之药可想而知，惟广东腊丸、钱树田氏之回春丹尚称道地，故价亦不

---

① 钜：同"巨"，大。
② 莫之与京：谓大得无法相比。

廉，惜乎近今假冒钱氏者亦甚多，难以识别。此种伪药，半由人心不古^①，道德沦亡，只求个人获利，不计别人生死，无异谋财害命；半由从前政府对于民瘼^②漠不关心，视若无睹，任其自生自灭，吁，可悲矣！著者习知其弊，不甘缄默而特表而出之，实以关系民族存亡，非敢破坏药商，揭穿黑幕也。

第四章　埋没良材之推行

凡药品为古代本草所未采而为近代本草所新增，有药经发明获有成效而药肆尚无制备者，有药已流行而医师未明新药性味效用，又无确切文献记载，药肆虽备，未敢贸然取用者，亦比比皆是。在医药联系上，无论直接、间接，均为人类损失，著者有见于斯，爰本五十余年习医辨药经历所得，于治疗上实有特效之新药，如神黄豆、西藏红花、琐琐葡萄等十二品，将产地、形态、性味、效能、用量、发明各法阐解如下，并望医药两界同仁实地试验，提倡推行，有以匡正。

一、神黄豆

基本　本品为草本植物豆荚类之实。

产地　《秋雨庵随笔》云：产滇之南微西彝中，形似槐角，子如常豆稍巨。《百草镜》云：产云南普洱府者，形如槐角，子

---

①人心不古：指今人的心地失淳朴而流于诈伪，慨叹社会风气变坏。

②瘼（mò 末）：病，疾苦。

比蚕豆略大；产四川者，荚如连翘略短，内有豆微红色。二者因地土各别，故形态亦异。

形态 神黄豆荚如槐角而作长筒形，长约三四寸，摇之有声，中如竹节，片片相叠，剖开状如白色围棋子，内有豆粒，色黄光亮，较蚕豆略大，似五倍而中有细线纹，扁形极坚实。产四川者，荚如连翘略短，内中豆粒呈微红色。

性味 味甘微苦，性平，无毒。

效能 稀痘解痘毒。《珍异药品》云：痘在将发未发之际，用神黄豆微炒，研成细末，二钱，开水调服。《两般秋雨庵随笔》云：神黄豆用筒瓦火焙，去黑壳，研细末，白汤下之，治小儿痘毒。服法：以每月初二日、十六日为期，米汤服，半岁每服半粒，一岁每服一粒，一岁半每服一粒半，递至三岁服三粒，则终身不出痘矣。或曰按二十四气服之，以二十四粒为度。或云择水毕闭日服之。《宝笈方》云：痘将出时，用神黄豆按一岁一粒，剥去外壳并内皮，将瓦焙熟一半、留生一半，芫荽汤调服。毒重者稀，毒轻者更稀，十余岁者亦不过七粒，倘未曾出痘者，亦如法以水调服之，竟不出痘，宜三月三、五月五、七月七、九月九日等日。凡神黄豆治痘疹未发将发时，连壳焙燥，研细末，开水服下无不效，少者无，多者减。又治疮毒及血瘀，服之亦愈。张琰《种痘新书》《南诏备考》《宝笈方》皆称其为稀痘解毒，为独一无二之良药。苏州江宁药肆早已采备，供应全国，各地亦应普遍推行。

发明 痘为胎毒，乃父精母血中欲火结于肾中。神黄豆形如肾脏，能直达积毒处，清解化散，外达下泄，而成稀痘解毒之效。炳章乃验病因，按物理阐解之。

用量　每用一二粒不等，或按上述各法，照年岁增减用之。

辨伪　本品系自然生成，虽因产地川、滇有别，而效用相同，无所作伪也。

二、西藏红花

基本　本品为温带草本植物之花瓣。

产地　西藏各吐蕃①诸地。

形态　藏红花为湿草类，根似葫根而呈暗绿色，九月间开花，似菊花而呈红紫色，中有雌蕊一、雄蕊三，十一月间采摘花之雌蕊头取用。

性味　味咸兼微甘，性平，无毒。

效能　活血，化瘀血，止新血，散结化滞。

主治　祛瘀通络，善消癥瘕疬癖，血痹疟母。妇人经来紫黑成块，或经来作痛及经闭，产后瘀血作痛，跌仆留瘀生疼。止吐血，不论何经所吐之血，皆能止之。

用量　轻用五分，重用一钱至钱半。

发明　西藏红花性润而汁液富足，活血化瘀之效能较川红花、杜红花等更强，且能止血。性质和平，无猛烈反应，惟孕妇慎用，恐妨损胎。若阴血大虚，肝火上亢者忌之。

辨伪　此花花瓣阔长，色呈红紫，质性软润，与内地红花不同，极易鉴别。

---

① 吐蕃：原作"土番"，据现规范地名改。

三、琐琐葡萄

基本　琐琐葡萄，夏间开琐碎之花，结实大如绿豆，形似葡萄而较琐细故名，为神农九草之一。

产地　产新疆之吐鲁番^①诸地，聚集于北京，中土久有，但不甚多。

形态　《回疆志》云：葡萄一根数本，藤蔓牵长，花极细而呈黄白色，实有紫、白、青、黑色数种，形有长圆、大小不同，味有酸甜不等。一种色紫而小，大如胡椒，名琐琐葡萄，七八月成熟。

性味　味甘酸，温平，无毒。中土产者味薄甘酸，不甚鲜美。

效用　《本经逢原》云：能摄纳精气，归益肾脏。北人以之强肾，南人以之稀痘。《西游杂记》治小儿肾脏亏损，先天不足，痘疹毒火内陷者，食此能透肾经毒火循经络从外而出，为痘瘄中必要之药。元良云：性主开窍，透发而升，能发痘瘄外达，甚有捷效。《百草镜》云：性温，入脾肾二经，主筋骨湿痛下利，甚效。王秉衡云：治妇人胎上冲心，用琐琐葡萄一两，煎服即愈。

发明　炳章按：琐琐葡萄藤蔓牵长，能达经络，其味酸甘，合而化阴。凡病后阴液不复，脾肾两虚诸症，宜日食二三钱，为化阴复液要药。此余历用之经验也。

用量　每用一二钱，食用不拘。

辨伪　生于漠北为良，南方间亦有之，然性味极薄，不及甘

---

① 吐鲁番：原作"土鲁番"，据现规范地名改。

肃、新疆者之味厚也，入药自宜以西北产者为优良。

四、西藏橄榄

基本　本品乃无核干果之肉，诸家本草皆未详载。

产地　西藏诸地。

形态　《粤志》名乌榄，子大肉厚，去子干之。干者有肉无核，中心空虚，外皮有皱纹，肉青黑色，结实形如大枣。

性味　味苦涩，久之回甘，性平，无毒。

效用　生津液，化痰涎，止烦渴，开胃止泻，润肺下气。

主治　专治烂喉诸痛，解酒毒。嚼汁咽之，能解河豚、鱼鳖一切诸鱼毒，并治鱼骨哽喉等症，投之皆效。

发明　诸家本草皆未详载，炳章就其气味形态、《粤志》记录参合经验就正[①]，专家指正之。

用量　轻用一钱，重用一钱半。

辨伪　本品伪者，闽广人以土橄榄去核晒干充之，肉薄色黄暗，以此辨之。

附考　按：西藏橄榄，《药学大辞典》名乌榄，产广东番禺诸地，性质甘涩，温，无毒。主治补血。乌榄子仁，主治润肺下气，杀诸鱼毒。上文《粤志》名乌榄，大有怀疑，乞再正之。

炳章按：产西域者坚硬如枣形，粤产者形大质松两端团，以此为别。

---

① 就正：请求指导纠正。

五、樟梨子

基本　本品名为樟梨子，其实非梨，乃千年樟树枝桠间所结之瘤，土人以形似梨故名之。

产地　产浙江丽水、遂昌等县福罗坞、仙人坝、周公园中。又广东省清远、从化等县亦均有出。大者为佳，小者次之。

形态　千年樟树枝桠间所生木瘤，其形似梨，外似覆盆而小，略具圆形，质坚而重。

性味　味辛兼苦，气香，性温燥，无毒。

效能　温脾，散寒气凝滞，疏通开达。

主治　胃脘寒气作痛、气郁作痛立效。凡气滞血涩有热者忌服。肝肾阴虚有火，更不宜用。

发明　凡脾胃气寒，气滞血涩作痛，芳香之气能散能化，性温有脂能通达疏泄，上下通利，内外开达，则郁结疼痛自然愈矣。

用量　轻用五分，重用一钱至一钱半。

辨伪　本品产量不多，用途亦少，形色气味非人工所能作伪。

六、洋泻叶（又名番泻叶）

基本　本品乃亚历山旃那及支内威黎旃那木之叶，又名新那。

产地　出热带亚非利加之埃及、印度之替纳弗里，暨广东琼州、雷州等地。

形态　泻叶为灌木植物，树高二三尺，叶偶数羽状复叶，叶小长卵形而尖锐，状似小刀，叶体扁平而不反曲，质坚而薄，呈黄绿色，叶柄甚短，边缘平坦，惟叶脉上间有少许毛茸，花瓣五而不整齐，花色淡黄，花后结实为反荚果，形状扁平，灰暗而厚，密敷硬毛，其叶用作下剂最效。

性味 味苦涩，大寒，无毒。

效能 能利大便，并治腹胀，宜与他品同用。亦治肠结新痢。实症可用，虚症忌用。

用量 轻用五分，重用一钱至钱半。

发明 凡用泻叶通便之症，须气滞、气逆、气满者服之立效。若肠中积滞，血瘀便闭，须先化滞消积之品，以尽消运之职而后下之，则病本可去，否则无效。再本品泻下效力甚强，如服小量，并能消化积食，增加食欲，惟不能多服。

辨伪 番泻叶叶形尖锐而质薄，以黄绿色者为道地。伪者叶尖圆，而质厚味苦而微甘者是。赝品不入药用。

七、猴枣

基本 本品为多年老猴胃内积液日久凝成石质样物。

成因 猿猴常食山果过多，积年累月，胃及肝胆间积存精液，逐渐化成石质，其形如枣，故名之。

产地 出于西藏、印度及南洋新加坡 [①] 等地，或谓蜀中亦有出产。

形态 本品实系类石之矿物质，形如鸽卵，大小不一，但多扁形，质似石而较松脆，色呈黯黄而微白，中间纹理层叠相间，

[①] 新加坡：原作"星加坡"，据现规范地名改。

内有核仁则极坚硬，外有薄膜，内含盐类石灰质。印度产者大若鸡卵，色青；西藏产者形如鸽卵，色青略带绿色，有光而坚。

性味 性平，味微咸兼苦，无毒。

效能 治惊痫，定痉厥，消瘀化滞，镇肝逆，化坚痰，清痰热，平虚喘、热痰壅塞、喘逆声嘶。

主治 祛风痰、火痰、痰厥。小儿惊痫及急惊，研末冲服；瘰疬痰核，用米醋磨搽立消；外科横痃、无名肿毒等症，未破头者，敷之能消。

用量 每次二分或三分，至多五分，皆研末用之。

发明 猴枣诸家本草皆未收载，为近今发明药物。炳章疗用五十余年临床所得，确有效验者，汇记于下，藉供同仁研究，并希海内大家指教。

辨伪 凡服用猴枣，必先将原来猴枣辨明真伪，临时研末取服。若一经研末，真伪无从辨别也。又《药物生产辨》云：猴枣近日多出南洋群岛，由槟屿、石叻① 运来者多，该地土人呼之为羊肠枣，未必无因。好格物者，其细思之云云。则羊肠枣者，作伪之品也，不可不知。

八、狗宝

基本 本品生癞皮狗腹中，状如白石，狗生此宝，必不食不眠，食则作吐，因少不易得，故名狗宝，属不溶解之矿物质。

产地 各地病狗腹中偶产之。

形态 状如白石，略带青色，形状不一，有扁形、卵圆形，

---

① 槟屿石叻（lè 乐）：槟屿指马来西亚，石叻指新加坡。

亦有马蹄形，质松不甚坚，其理纹细紧，层叠而成，外有包膜络之。

性味　味甘咸而淡，性微温，无毒。

效能　主疗反胃噎食，肾虚痰喘，其性能入咽喉管，力能化痰血瘀滞，解结气停饮，渐积停留之物以此缓消最宜。用于痈疽疮疡，能护心托毒，可免脓毒溃陷内膜之患。

服法　用时研细末，每次三四分。治噎膈，用韭菜叶上露水调小半杯，时时歠①之，或用威灵仙二两，食盐二钱，用狗宝细末，开水调匀，分早、午、晚、夜四次，服数日即愈。

发明　噎膈之症，由于肝过于升，肺不能降，血之随气而升者，留积于食管气道而不去，积久遂成有形之物流连不出（食管间确有成形之物阻扰其间，并非食管无故窄隘也，此余所亲见），故汤药入胃直过病所，必不能去有形之物，故不效。凡治此症之药，必须专入咽喉之品，又须徐徐歠之，则停留之渍得此由渐而消，即此理也。前人治此症，莫如程钟龄之启膈散、《秘传》噎膈膏、程杏轩之如神丹、杨氏颐真堂之狗宝散、顾松园之治膈再造丹，时时频服亦有神效。

辨伪　凡狗宝整个之自然生成，外形光洁，剖开内面，层叠晕纹相间，层次井然可见，伪者无纹。此品必须原个真品看过，当面磋末取服，庶无蒙混之弊也。

九、冬虫夏草

基本　本品为虫草冬夏递变之寄生菌植物。

---

① 歠（chuò绰）：饮，喝。

产地 西藏、四川、云南、贵州、新疆、西康[①]等省皆有出产，出于雪山者尤多而著名。

形态 冬虫夏草为虫菌合成之寄生菌类植物之一种。冬为虫，夏为草，因气候不同而递相转变。夏至虫乃入土，尾端出生草苗一二茎，或三四茎，歧出，叶似韭菜而较细长，约二三寸，错杂于蔓草丛苗之间，极难辨识。一入冬令，土面尾生苗叶枯萎，则根出土，蠕动而化为虫，色微黄有细茸毛，宛似蚕而差小，并有口眼，并生十二足，背有瘕屈纹[②]，棱棱可辨，严寒积雪之际，乃出于地，恒簌簌然蠕行，其尾犹带枯草也。此物性温，善能化雪，秋后初雪，采虫草者每于此时巡行，见有积雪稍薄之处下锄，辄多掘获。冬虫夏草，小者长径一二寸，大者三寸余，全体分上下两部，上部细长带黑褐色，各本有大小长短之差，上端肥大作圆筒形，下部则为虫体，色黄褐，长径五寸余不等，其肥大过上部数倍以上，近今西蜀商店所售虫草，最长不逾四寸者，盖为川中所产之品也。

成因 冬虫夏草，自发明以来，既往咸认为奇异动物，近代科学昌明[③]，始知为菌类中之寄生于动物体，或植物体而遂其生活者，其种类甚多，已为吾人所知，学术上皆名之为寄生菌。而寄生菌又从其寄生之状态，区别为二种：一种为寄生于动植物之死体者；一种为寄生于动植物之活体者。冬虫夏草即属于活物寄生菌之一种，初盖寄生于昆虫体躯，以吸取其养分，卒致虫毙菌

---

① 西康：即西康省，是中国原省级行政区。清宣统三年（ɑéɑɑ 年），川滇边务大臣傅嵩炑在奏折中，首次提出建立西康省，因其地古代是康地，又在西部，西康省名由此而来。1955 年 9 月底，西康省撤销。

② 瘕（jiá 荚）屈纹：即冬虫夏草的环纹。

③ 昌明：兴盛发达。

长，其子实部遂苗于地面，欧人名之为哥谛瑟蒲西沦锡[①]。唐容川《本草问答》云：冬虫夏草，其物灵异，冬至生虫，自春及夏虫长寸许，粗如小指，当夏至前一时犹然虫也。及夏至时，虫忽不见，皆入于土，头上生苗，渐长到秋分后，则苗长三寸，居然草也。此物生于西番草原，遍地皆是，莫可辨认。秋分后微雪之际，采虫草者，看雪中有数寸无雪处，或积雪较薄之处，一锄掘起，虫草即在其中矣。观其能化雪，则气性纯阳可知。盖虫为动物，自是阳性，生于冬至，盛阳气也。夏至入土，则阳入阴也，其生苗者，则是阳入阴出之象，乃至灵之品也。此说虽似陈旧，实具至理。

种别 冬虫夏草种类不一，统计不下数十余种，形态微有不同，皆因地质而异。日本杉本常盘氏在日本境内搜集共有十四种，此外意大利菌学家萨加礼德氏搜集世界菌类数尤赅博，英国菌学家麦瑟氏谓，经学术上调查所得者，都六十二种，其澳洲及新西兰岛所产者有数种，形态特大，澳洲维多利亚所产者长六寸余（英寸）。又澳洲谟兰北吉河沿岸亦产一种，长六七寸，新西兰岸所产者有一种外形与中国产者相类，形态更为特大，长达一尺，亦罕见之种也。吾国境内所产者，长均不足四寸，迨为土壤气候关系也。

性味 味甘，性温，无毒。

效能 专疗诸虚百损，并能种子，治蛊胀。唐容川曰：欲补下焦之阳，则单用其根，若益上焦之阴，则兼用其苗。王士雄曰：夏采者，可治阳气下陷之病。王秉衡曰：是草得阴阳之气

[①] 哥谛瑟蒲西沦锡：即英文冬虫夏草（Cordyceps sinensis）的读音。

既全，具和平温补之性可知，因其活泼灵动，变化随时，故为虚疟、虚痞、虚胀、虚痛之要药，且至冬而潜，德比潜龙①，凡阴虚阳亢而为喘逆痰嗽者，投之悉效（著者按：阴虚阳亢者不妥，阴虚阳浮者最宜）。《药性考》则云：味甘性温，秘精益气，专补命门。《本草从新》曰：甘平，保肺益肾，兼补精髓，止血化痰，可已劳嗽，治膈症皆良。米排山云：以酒浸数枚啖之，可治腰膝间痛楚，有益肾之功；与老鸭同煮食，极宜老人（炖老鸭法：用冬虫夏草三五枚，太少当以十五枚。老雄鸭一只，去净肚杂，将鸭头劈开，纳药于中，仍以线扎好，加酱油酒如常蒸烂食，其药气能从头中直贯鸭之全身，无不透浃）。

又按：成都食肆有冬虫夏草炖鸭，其法相同，惟将鸭头纳入尾部剖口中，成一环形，据云较为补益。云凡病后调养，及久患虚损之人，每食一鸭，可抵人参一两功效云。

用量 轻量一钱，重量钱半至二三钱。

治验征明《文房肆考》云：孔裕堂述其弟患怯弱症，汗大泄，虽盛暑，尚处密室帐中，犹畏风甚。病三年，医药不效，病在不起。适有戚自川归，携馈冬虫夏草三斤，逐日和荤蔬作肴膳食，渐至全愈。因信此物补肺气，实腠理，确有征验。

发明 按《青藜余照》谓：此草根如蚕形，有毛能动，严寒积雪中，往往行于地上。《新疆风土记》谓：冬虫夏草生雪山中，夏则叶歧如韭叶，凌冬叶干萎，则根蠕动化为虫矣。《本草从新》谓：冬在土中，身活如老蚕，有毛能动。《柳崖外编》谓：冬虫夏草，交冬草渐萎黄，乃出地蠕蠕而动，尾犹簌簌，带草而行。

---

① 潜龙：谓阳气潜藏。

朱莱仲谓：其草冬为虫，一交春，虫蜕而飞去（此说无征），故取之有期。综上诸家记载，其为虫草递变，已无疑义，而东西科学家佥谓寄生菌，亦各有观点不同。就医疗上言之，据唐容川则谓欲补下焦之阳单用根，欲益上焦之阴兼用苗，以其得冬、夏二令之气化作用也。现今皆根苗并用（亦有焙研为末），其为补肺阴、纳肾阳功效显而易见，是以王秉衡断为甘温平补之品，确有见地。故凡治阴虚阳浮而为虚喘痰嗽者，投之辄效，良有以也[①]。

辨伪　本品以粗大色黄者为上品，细小黄暗者为次品，此乃自然生成，半虫半草之物，无作伪可能。

贮藏　本品久藏难免虫蛀，可同番红花拌藏，可以免蛀。或有以川椒同藏者，亦可免虫云。

十、蚱蝉花

基本　本品系昆虫蛰化菌化生植物之原体。

产地　产于四川省平原竹林中间，浙江省之鄞县、慈溪、奉化、新昌、余姚等县亦产之。

形态　《益都方物记》云：蝉不能蜕化，萎于林中，花生厥首，名为蝉花。又云：二川山林中皆有之。蝉之蜕者，至秋则花自出其头，初黄碧色后紫色云。《西溪丛语》云：蝉花出自蝉壳，有谓之蝉花者。今成都有蚱蝉花，取而视之，乃蝉头部上面裂开抽茎，茎上有紫色花（形如春砂花），此由昆虫化为草本也。日本《新农报》云：日本产一种蝉花，或曰蝉竹，盖亦蝉在土中，尚未羽化之际，有哥谛瑟蒲菌寄生其体也。又日本中泽氏《昆虫

---

①良有以也：指某种事情的产生是很有些原因的。良，很，甚；以，所以，原因。

世界》云：顷访某氏得蛰化菌二种，一从马蜩（蝉之一种），头部生细线状二茎；一从小虫，背部生细棒状一茎。均为虫身蛰死土中，腐生下等植物，大半为菌类，其形状、色泽、大小、长短各不相同。某氏又有一种蝉花，系梅雨后树阴草间所生之菌类，此与吾国鄞县、奉化等处所产种类相同，乃鸣蝉至深秋，蛰化土中，内藏菌化，由背上头部裂痕，抽茎长一二寸，初生色绿，老则成为淡紫色，或一茎或二茎不一，无杈枝，茎端着花形，如春砂花，根则寄生蝉壳之内，蝉壳全体黄色，与干蝉衣无异，采取连壳使用。

性味 味甘淡微苦，性升通和平，无毒。

效用 平逆气，宣化通达，解郁化滞，开肺脾气。

主治 小儿痰核瘰疬，音哑。气卒塞能通，上逆能平。

发明 李时珍曰：蝉花即冠蝉也。寇宗奭曰：乃是蝉在壳中，又出而化为花，自顶中出也。宋祁方《物赞》曰：蝉之不蜕者，至秋则花其头，长一二寸，色黄碧云。盖由昆虫动物而变生草本植物之新药品，诸家本草素未详载，而医疗上确有专能，兹就炳章所知而考正之，幸祈海内医药家指正。

用量 轻用一钱，重用二钱。

辨伪 按蜀中植物有名石蝉花者，叶似菖蒲，花为紫茎紫萼五出，与蚱蝉花相类，蜀人因以石蝉花名之。尚有一种花作白色者，亦名蝉花，则又同类异种也。宋景文曰：取其肖像，茎类鸣蝉，是以花以蝉名，实为欣赏花木，非入药之蝉花也。恐有误会，特为分辨之。

十一、天生磺

基本　本品乃天然地脉热气凝结而成之矿石质。

产地　凡有温泉之地，皆能凝结生矿。云南省内全境温泉尤多，惟产于浪穹县温泉者尤为佳品。

成因　滇中全境多温泉，其作硫磺气味者，下皆硫磺也。浪穹县全境温泉尤多，东城外五里之温泉，面积特大，周匝约三四里许，泉底盛产硫磺，热度极高，取生鸡卵投入，片时取起，卵黄即成熟，再沉之片时，而白亦熟矣，可见水之补中也。温泉中流峙[①]一平石，大可数丈，中间空，旁有九孔，泉注其中，热气熏蒸尤甚，上浮于石，结如石钟乳，积既久，磺质渐坚，色甚莹，历百余年后则莹白渐为灰苍，堆聚石下，质最轻清，功效远驾石硫磺上，土人凿取之以供药用，即天生磺也。

形态　形似石硫磺而坚，黄褐色，硫块大小不等，为不规则之矿石，入火能溶解，燃灼能起焰。

性味　味辛兼苦，质轻清，性大温，有小毒。

效能　能补命门火衰。刘焕章天生磺记云：七十老人可以兴阳。性中和，盛暑置酒中，热服之亦无害。《异物志》谓：虚寒噎膈等症，服之立效，命火衰微腹痛者亦效。凡属下焦阳虚诸病均宜。若阴虚火旺，脾胃有湿火者，忌之。

用量　轻用五分，重用一钱。

发明　天生磺乃地层硫磺泉水熏蒸凝结而成，必历久年，故体质轻清而性和平，可以内服。不若石硫磺之性燥力猛而烈，只

---

① 峙（zhì 至）：直立，耸立。

堪合疥癣之药，不能内服也。天生磺功效素著，惜产量过少，不能普及供用。

辨伪　天生磺为硫磺中最珍贵之品，内服可以补阳；其次为硫磺，以合救治霍乱五香散之用；再次为石硫磺，以合外治疥疮药之用。天生磺出产虽少，尚无伪品，而石硫磺亦不能混充，形色不同故也。

十二、鲜大青叶

基本　本品系常绿植物蓝类五种蓝中之菘蓝。

产地　各处山野园圃皆可种植，冬夏常绿，为常绿菜类。

形态　叶本如菘菜，叶长卵圆形，平滑光直绿色，菜柄半圆形而细丛生，形类菘菜（俗名白菜），故名菘蓝，为酿蓝靛之要品。苏颂曰：菘蓝可为药用，亦名马蓝。扬州有一种马蓝，四时常绿，类苦卖菜，土人连根采服治败血，即此大青叶也。

性味　味甘淡微苦，性寒，无毒。

效能　清诸热，解诸毒，杀鬼疰蛊毒，明耳目，利五脏，调六腑，开通关节。治经络中结气，散毒肿，和气血，捣汁涂五心烦闷作热。

主治　肝肾热，头痛，赤眼肿痛，天行热狂，产后血晕，妇人败血，连根焙捣酒服。治疔疮、游风、毒肿、毒风，止烦渴，化痔热，止吐血、衄血，排疮脓，小儿壮热不解。解百药毒、金石毒、解狼毒、射罔毒、斑蝥毒、芫菁毒、砒石、朱砂毒，及一切诸毒。

发明　蓝虽有五种，多取用于染色，而药用能解毒除热，惟菘蓝（即大青叶）为最善，且能盆栽，冬夏不枯，可以长期取用，为治营血分热毒、热病内陷诸症，皆有捷效。有人病呕吐肝病，服玉壶丸诸药不效，饮是汁一盏即定，盖亦取其降火、平肝逆兼杀虫之效能。为解热毒、退诸热之要品也。

用量 轻用二钱，重用四五钱。

辨伪 苏恭曰：蓝有三种，叶长圆径二寸许者，堪染青，出岭南，此乃菘蓝（即大青叶），其汁杵为淀，可染青碧。又云：菘蓝即马蓝，叶似白菘（白菜），即郭璞所谓大叶冬蓝也。俗中所谓菘蓝，因形似菘菜（白菜），令人名之曰大青叶，冬令亦青，无茎似菜，故以叶名也。他如《本经》所云蓼蓝者，形似水蓼，花红白色，实亦若蓼子而大黑色。木蓝出岭南，不入药；马蓝叶似苦荬；吴蓝似蒿叶，青白色。此皆蓝名，多作染料。李时珍亦云：蓝有五种，分蓼蓝、菘蓝、板蓝、吴蓝、甘蓝等五种，药用则以菘蓝为最佳而有特效，其余四蓝均为染料。

本草别有大青、小青两种，乃草本长茎，与此无茎菜类之大青叶不同，恐有误解，特再辨正。

十三、紫河车

基本 本品乃人身生发变化之源，混沌之皮包含气血骨肉之胞衣。

产地 各地妇人生育男女时皆有之。

成因 始由男女媾精后，精液溃入子宫，渐而变化脏腑，外裹胞衣（即紫河车），系于子宫，其时口不能食，全赖脐带吸收母体冲脉之精血而生四肢百骸，以至毛皮骨肉、血气精神，十月满足，乃坠地断脐带，离母腹而成人。其生长变化至极之处所，即是胞衣（即紫河车）。

形态 紫河车形类猪肚，状亦相似，色有红绿紫三者，上截有黄白色软皮，中系脐带，长约尺余，下截满缀血疱气疱，膜甚胖大，用水清洗六七次后，血水去而浮疱瘦瘪，形顿小二倍。紫河车洗时，只有血水黄水，而无油沫黏液，经火煮熟，质甚坚硬，燥性无脂，完全不类肉味，宛同植物蔬品，至为奇异。此炳章所实地经验也。

性味 味甘咸，性温，无毒。

效能 益血补气，滋阴，实精髓明目，善能峻补营气，安心养血。

主治 《千金》治目赤生翳，吴球治目暗耳聋。

修治 用米泔洗净，新瓦焙干为末，或以酒煮捣晒为末，功①力尤全，更为有效。董炳则云：今人皆酒煮火焙及去筋膜，实属大误。盖以火焙水煮，多失其性，惟蒸捣和药最良，筋膜乃初结真气，不可剔去，此说甚善。

发明 《本草求真》云：调和煮食，能峻补营血。《折肱漫录》云：河车乃补血益阴之物，但其力重，配药缓服为宜。《本草选旨》云：安心养血，益气补精，凡精血不足之症，用此精血所化之味以补精血所亏之症，则精血已足，诸虚之症自然愈矣。吴球云：补阴之功极重，故久服能耳聪目明，须发乌黑，有夺造化之功。《本草经疏》云：此物得精血之气而结，能从其类而补，是以主诸血虚目病，盖目得血而能视，以之补血明目，可无疑义，亦为益血补精气之用。炳章年届耄年，耳聋目昏已历多年，经服此物两次，耳目聪明不少，可知古人之说，洵②不虚也。

---

① 功：原脱，据文义补。
② 洵：诚实，实在。

近年苏联发明之组织治疗方法，就取健全无病人之胞衣（紫河车），经过消毒、清洗手续后，或取以注射，或入人身组织中，以治疗各疾，尤以明目最为有效。大抵精血俱虚者，获效甚捷，若兼挟肝火风火者，不能用补，当然无效。炳章详考古今中外学说，参合经验，阐解说明，并以求正博雅。

用量 干者，钱半、二钱至三钱。

辨伪 日本《医賸》云：紫河车不可服饵。谓李东璧既辨之，又引诸书。程若水《医彀》云：紫河车本草并无其名（本草收采甚多），今人取其生发之源，始为混沌之皮，包含变化，恒以补人，此未达至理者。夫儿在胞，仍由白露桃花，渐以变化脏腑、四肢百骸，以至皮毛骨肉、气血精神，无不具备，十月满足，乃变化至极之处，物极则返之时，正是瓜熟蒂落，栗熟壳脱之际，且其精华皆聚于儿，既产之后，其胞衣尚有余气存聚乎？未闻栗壳、瓜蒂尚有补者，其大造丸有服之而效者，乃余药之功，非河车力也云云。

炳章按：此说未善，人具气血精神，智巧万能为各动物之长，十月出胞离胞，神智虽略具备，而胞衣护胎，同长共生血肉要物，极有补益精血之力，何得与植物瓜、栗相比并论？强词夺理，不足宗也。李日华《六研斋笔记》言：宋元干游长安，见一贵者，服食人胞，著论诽之曰，今人食禽卵而弃其壳，胞即人壳，奈何贵之？言无益也。此说亦无理由，夫禽类卵生，卵内黄白即其生气，故能补益，孵化即生，卵人可食，壳属矿物质，是以无用。人胞系精血生成，吸收母血而成形质，儿虽离胞，尚有余气补性，且人食五谷、禽兽、鱼介、诸肉，禽啖糠麸、杂草，营养资源亦复不同，安可与禽类卵壳相比？实则两氏均为唯识学家之语，不足为训也！医以保健生命为天职，宜以唯物为法，故特辨正说明之。

又按：周亮工《书影》云：亲串[①]有从余游都门者，其人生平绝迹北里[②]，突患天疱，不解所自，余忽悟其故，解之曰：君质弱，常服紫河车乎？京师四方辐辏，患天疱疮者甚伙，所服河车中，安知无患天疱疮胞衣？此疮能遗传子孙故耳！其毒留结于丹田胞宫，而孕妇胞宫直接胞衣，今服胞衣者，亦中遗传之毒矣。予按：此说甚是！推而广之，凡生过遗传性之疮疡，如花柳病等，孕妇之胞衣皆不可服，亦不堪入药，因均能传染其毒也。故凡服食胞衣者，必须择壮健无病男女，皆无遗传病者，青年少妇头生更佳。若年老及生育已多者，力亦薄弱，皆不可用。其他不明来历及流产坠胎，皆不宜用，不可妄食，须注意之，否则欲得补益，反误中其毒矣。此则不能不注意也。

第五章　采取修治之改正

凡药物采取后，必须经过炮制，或捣碎，或切片，或炙炒，或研末，各各就其物质性能、治疗作用以定其切合实验效用为标准，其间习惯修治，苟有不良者，应宜考正改良之。爰述改善诸品如下。

---

①　亲串：关系密切的人。
②　北里：唐长安平康里位于城北，亦称北里。其地为妓院所在地，后因用以泛称娼妓聚居之地。

一、象贝改为原质晒干，不用石灰拌制

象贝，原名浙贝，俗称土贝。颗粒较川贝为大，故又名大贝。在清代顺治年间，原产杭州之荐桥，亦称浙贝。初雇象山农人种植，雇农因羡其利，私携贝籽至象试种，此为象贝之始。嗣康熙中叶，钱江汛滥成灾，咸潮侵入荐桥，贝母悉遭腐烂，因而绝种，于是象山乘时崛起，始有象贝之名。迨后鄞之西乡农人，亦慕其利，重金求得其种，植于庄村山岙，曾不数年，盛极一时，近今赖以生活者，数逾万人，从此行销各省，竟为浙江药物输出之冠，而象山则连年灾歉，因而绝种，此为浙贝、象贝经过变迁之情形也。

象贝过去修治之法，殊未尽善，亟宜改进，以求保全象贝原质。若再墨守旧法而不改良，非特有害于病，而有识之士多望而生畏，则将来之失败，可操券以待也。考象贝，鲜时形体肥大，脐圆顶平，两瓣对合，皮色糙白，内含黏滑淀粉质液，至为丰富，因此极易腐败，难于久储。故药农于出土之际，洗净泥沙，入特制船形木槽，悬挂三脚架下，两人对立，互相推撞，将贝浆撞出，后掺入风化石灰，再行推撞，待灰汁与贝浆融合，然后洗去灰汁晒干，如是则贝浆已出，灰汁渗入，曝易干燥，且灰性杀虫，故能久藏不蛀，可以致远。此法虽善，所惜汁液消散，徒存形态，医疗效用完全走失矣。

象贝性味苦寒，效能解毒利痰，开宣肺气，泄风热，消痈肿。凡肺脏挟风火有痰者，以象贝为最相宜。审察功效，全在所含滑汁黏液，盖以滑利降气，泄热化痰，其力至伟。若经撞出滑液，渍入石灰，则润滑之本性一变而为燥烈，贝母犹是而已名存

实亡。是以近今施于咳症，每有喉燥痰黏不出之患，甚因过于燥烈，引起咳血。此等贻误，医者每不觉察，盖即所谓朽药误良方也。惟湿痰、寒痰、饮痰，象贝尚可取用，如遇风火喉症及阴虚火旺者，切弗误用，其性变燥故也。

象贝改进修治，炳章意见，起土之后，洗尽泥沙，分开两瓣，不去贝浆，不拌石灰，须将原身晒干，若遇阴雨之日，可用文火烘培（不用烈火，须文火）。则晒干之后，于润肺化痰清热之天然固有原素可以保存，效用较胜于川贝，而价格较廉于川贝十余倍之多。一则可以推广效用，二可减轻人民负担，一举数得。希望药农重视人民健康，迅即采纳改进之，是则著者所企祷者也。

二、广郁金改为原粒生打，不切片用

广郁金，以产四川者为最佳。体圆而两端具尖锐如蝉之腹，发苗处有小孔，皮色黄白，通体粗皱，内肉层有心，呈黯黄色，光明透亮，质甚坚硬，嗅有微香，味苦而略带甘，入药宜生用则气味俱全，效力宏大。古无泡制之法，近代药肆多以滚水浸透，然后风干水气，入瓦甏①反覆潮湿地上五六日，蒸罨使出霉花，继取郁金，向出光刀上切成薄片，使片上亦明亮有光，以为形式大方，藉以夸张道地，实则毫无作用。按郁金，诸家本草皆列芳草类，因其味辛气清香，是以宜于生用。现经滚水泡透，汁味已出，更复蒸罨湿地，反将清芬开郁之气，易为霉蒸秽浊之味，又兼切成薄片，入煎数沸即化腐质。且用郁金之症，非胸闷气胀即

---

① 甏（bèng 泵）：瓮一类的器皿。

郁结积滞。处方原因，本期开郁散结。试问此种浊腐之品入诸病者胃中，岂能收其疗效乎？近今药肆，对于非法泡制药，诸如此类，不胜枚举，此亦我医药双方两不相忤[①]之障碍也。著者极愿医界同仁，处方之际务须注明生打或原捣字样，一面向病家说明用片无效理由，如是则药业师徒相传之谬习，自可逐渐消灭，庶医者易收疗效之果，病家减少无形负荷，药肆可免手续之烦，一举三得，其利甚溥[②]用，特考正。

三、怀山药切片改为原打

怀山药，本产河南怀庆府者最佳，故简称怀山药。市医处方恒书淮山药，实非正当，应宜改正。产陕西者品亦佳。山药本系根茎药物，色洁白，质坚硬粗大者，每斤约七八支。药肆旧法切片，先用冷水浸三四日，须水份透达内心，方可切片。浸过之水变成白色，且有黏汁，此为山药有效之汁已被浸出，切成之片，形式虽则洁白光亮整齐，而补益成分因此减削。且山药切片之后，尚有头片、碎片、半片，又须拣去，种种损耗，均须加入药价之内，愈增病家负担。应改原枝打碎，或书生打，既能保全补益效力，又可减轻经济，亟应改正。

四、延胡索处方名延胡，切片改为原捣

延胡索，《开宝本草》本名玄胡索，因避宋真宗名号，遂改今名。延胡索为宿根草本地下茎，形扁而圆，外皮有横皱纹，色呈淡黄，以脐平坚实为佳，多产浙江东阳地方。《开宝本草》云：

①忤（wǔ午）：对等，相匹敌。
②溥：广大。

气味温，主破血，月经不调，腹中结块，须用酒制，以行滞气瘀血。原为佐治之品，今药肆多以酒制，间有用醋制、盐水制者，不知醋性收敛，盐味性寒而润下，于行气活血剂中，反生阻力，而失本来功效。而切片又须煮浸阴干，再入小罋倒置地上五七日，罨出霉花，方始上刀切片，能透光亮。形式虽然美观，不知效用尽失，反增霉气。宜以酒煮，原粒晒干，临用捣碎，禁用切片。

五、乳香去油法

乳香辛温无毒，效能调气活血，伸筋定痛，为外科要药。但因具有油质，黏滞难碎，王洪绪先生《外科全生集》乃谓其毒在油，故入丸散，必去其油，才能细研。旧法去油，以铁镬①炒焦，取作方块，而泥沙、木屑仍含在内，如配合眼药、疮药，多致不效。故去油之法虽多，惟水煮一法去油最净，可以行用。法取明净乳香不拘多少，投入铜锅，加水以猛火煮烊，捞去水面树皮、草屑，徐徐倒入净瓷缸内，澄清，倾去锅底沙脚，冷定后，则油胅尽浮水面，再倾去之，乳香结如黄豆，沉在下面，色黄亮而洁净，不挟杂物。若入丸散，则以乳钵研细，更入酒或水研，顷刻如泥。如酒糊丸，则入酒研；如面糊为丸，则用水研。上法易研易细而较省力，惟乳香之油质虽然净尽，而重量亏耗之率极大，然功效则更为宏大也。

---

① 镬（huò 或）：锅。

六、没药去油法

没药，苦辛平无毒，外科上有活血散瘀、消肿定痛、防腐止血之功效。没药形态为圆形不整之块，小者仅如谷粒，大者有若鸡卵。体质黏而有油，入药必须去之，因毒在油也。没药因具黏质，极难细研，旧法去油，与乳香相同，油若不尽，仍难纯净。著者经历所得，则以水煮去油法最为完善。法将明净没药不拘多少，投入铜锅，用水煮烊，惟不能烊化，如水煮后成为琥珀色状凝结物，是即纯净没药，其他毛皮草屑先行捞去，再用细筛滤去污水，将没药摊晒干燥取用。此法去油必尽，虽合眼药亦无妨也。旧法诸多不合，应即改之。

七、麦冬抽心水淘，不可水浸

麦门冬沿习去心破开，处方名破麦冬。药肆沿用水浸一宿，则易去心。古法用银石铫火上微烙，随手渐剥去心，极易为力，且不为汤渍水浸而去汁味。按：麦门冬外皮味辛，能散表邪；内肉味甘，能润肺滋液；心微硬，味淡滞中，故去心用之。古人用火烙去心，乃保存外层气味，以全治疗功效，法良意美，未可厚非。惜火烙耗液，且有火气，鄙意改用水淘（夏季天热一次，冬季天冷二次），随即取起（不用水浸），亦可去心，如是则内外气味均能保全。旧法去心，水浸胀软取起，外皮气味走失，功效已非，应即除浸，改为水淘去心用之。

八、人气粉犀

犀角，至为坚硬，处方多用锉末，或作片，为诸角中最难捣细之物。昔宋代张南《游宦纪闻》云：犀角必先镑屑，乃可入众药中，已而众药悉尽，犀角犹存。偶见一医僧元达者，先解犀角为小块镑片，以极薄纸裹诸①怀中近肉处，以人气蒸之，候气熏蒸浃洽②（时间约一日夜）取出，乘热投入乳钵中，急捣研，应手如粉，因知人气可以粉犀，洵不诬也。

炳章按：人气粉犀，并非虚语，如法确能研细，不特犀角为然，凡诸种角质，皆可以人气粉之，洵有验也。《归田录》与《物类相感志》均载之，古贤哲理，真可贵也。

九、羚羊角片，犀角原为水浸镑片，今改燥镑

羚羊角有黑白两种，黑者清肾肝之热，白者清肺热息风，为镇痉除邪要药。近今以白者为重，故市肆仅有白羚羊角，黑者无觅矣。比年③药用繁多，供不敷求，遂致价值昂贵。而羚羊角质性极为坚硬，刀切不入，药肆习俗，镑片入药，多尚阔大，以为美观。镑片之法，先须将羚羊角水浸七八日，再用滚水泡透，如是经过，角之坚者已化为软，镑之则片张阔而且大，饮片甚为美观，不知角经冷水、滚水浸泡，汁液尽出，性味已非，反增角质恶臭④，于治疗功效大半消失，殊非修治之道。考古法修治，先经锉末，再行捣筛极细，更研万匝，可使原质不失，效力完固。法虽善美，但一经研末，真伪莫辨矣。在人心不古之世，难免以伪乱真，贻害实匪浅鲜。应易水浸，改为原角燥镑，非但性味不

---

① 诸：犹"于"。
② 浃洽：遍及。
③ 比年：近年。
④ 臭：原作"嗅"，据文义改。

失，真伪可辨，更较浸镑为善。惟燥镑角片，片张虽则碎小，而角质功效丝毫不失，实较浸镑优胜十倍。

炳章按：羚羊角浸镑而为燥镑，可使原质保存，功效不失，绍兴药界多重实际，有见于斯。曾于民国十四年春间，药界嘱炳章撰述水镑改易燥镑理由说明书，提出医药分会全体议决通过，一律改易燥镑，并刊载《绍兴医药》第十五期月刊中。绍兴药界之注意药物疗效，与夫及时改进修治之功，洵可嘉尚也。

炳章又按：犀角角盘大无心，有独角、双角之别。双角者，必须以鼻角者为良，因角大，其中心约开阔六七分，至尖灰黑色，其外则灰白色、白色，皆有芦花形直纹。采取药用，必先将原架犀角直锯成七八条。中心即黑犀角，最贵；四围灰色次之；白色为下。药肆方用分两种，一锯细条，约每短条重二三钱，以碾末及磨汁用；一种镑片用，片分黑片、芦花片、白片三种，价值以黑上灰中白下，以此定贵贱。然条子、镑片之时，亦须水浸七八日，汁亦浸出，亦宜改为燥镑。煎剂所用之片，亦须久煎方能出汁。如合丸散，用者必先将片或屑用薄纸包藏贴身小衫袋内二日，临研取出，乘热即研，应手成为细粉。若不得人身热气，及人气已冷，研之皆不成粉，此即苏内翰《物类相感志》所谓人气粉犀之法也。炳章试之确验，推而广之。羚羊片取粉，亦可用此法。

十、猪肤刮取法

猪肤主治少阴下痢咽痛。王海藏氏谓为鲜猪皮，吴绶以为焯猪时刮下黑肤。二说不同，无从取舍。而汪石山则云：考《礼运》疏，革者，肤内厚皮也，肤者，革外薄皮也云云，则吴绶之说为是。盖肤者即肤浅之义，按《医宗金鉴》方解云：猪肤者，乃革外之肤皮也。其体轻，其味咸，轻则能散，咸则入肾，故治少阴咽痛，是以解热之中寓散之意也。诠说详明，当以为法。王晋三曰：肾液下泄，不能蒸于肺，致络燥而为咽痛者，当以猪肤润肺肾之燥，解虚烦之热。《随息居饮食谱》曰：猪肤甘凉清虚热，治下痢，心烦咽痛。今医罕用此药矣。若无心烦咽痛兼症者，是寒滑下利，不宜用此。

第六章　采取贮藏之注意

　　凡药物之生长、成熟、收采，均有一定时期。倘时期得宜，则气味充足，汁液丰满；再能贮藏合法，保存有度，则功用效力更形强大；更得医师处方对症，即值沉疴危疾，扳之亦能效如桴鼓，立可起死回生。若药物贮不合法，藏不严密，虽灵奇神效之品，亦如败皮朽木，以之疗病，岂能有瘳乎？由是言之，是贮藏之合法与否，实为生命所系，安能不注意乎？爰述采收贮藏各法如下。

甲、采取及时

　　尝读唐代显庆重修本草[①]，孔约之序有言曰：动植形生，因方舛性，春秋节变，感气殊功，离本土则质同效异，乖采摘则

---

　　① 重修本草：唐代显庆二年，政府命苏敬等重修本草，二年后成《新修本草》。

物是时非。此数语者，可明收采不易，辨药为难矣。又沈萍如云：天地之于万物，生长收藏本具五行之理，温凉厚薄乃随九土之宜。然亦有禀性悬殊而秋生、夏死、春萎、冬荣之不同，如夏麦、冬瓜、腊梅、秋菊，各以时荣，天下皆然，习见不异者。扩而充之，则蜀之稻一岁两熟，滇之罂粟四时皆花，滇黔瓜茄豆蔓逾冬不凋。松本长青，而六诏松针交春黄陨；梅魁春首，而滇中梅蕊腊尽花开；萆麻干空如竹，西贩成木如拱；仙人掌草本也，他处遇霜即萎，滇南可列蒔^① 方丈以作垣篱，开花如瓠，结果如瓜。此多诸家本草所不载，皆由方土气候之不齐，而致物性动类亦不一。不独此也，至收药储材，犹当审其收采之时候，察其方土之寒燠^②，达其物性之变更，揆之于理，而后乃收其效。非可以一隅之偏论胶柱鼓瑟^③ 耳！假如植物之皮、叶、根、核、花蕊、子仁之类，而必采摘有时，若杜仲、黄柏、秦皮等，其用在皮，理当取之于夏，因夏时浆发于皮，力全而功倍，春则浆未升，秋冬则浆已降，浆收皮槁，效用已失。地骨、丹皮、芎、归、地、芍，其用在根，宜采于冬令落叶茎槁之时，则浆液归根而采之，效力亦强。其他如山草类之黄芩、黄连、知母、贝母，本多野生者佳，取用其根宜于秋冬为胜；若椿樗、五茄等乔木之根皮，则亦宜于落叶之时，其浆液归根，效力亦胜。至于杏、桃果蓏^④ 之仁核类，多收于夏秋，著者目睹夏食未熟杏、桃之核仁，多瘦瘪无肉，可见未至之时而生长不足也。若夫甘菊、忍冬、凌霄、密

---

① 蒔（shí 是）：栽种。

② 燠（yù 玉）：暖，热。

③ 胶柱鼓瑟：用胶把柱粘住以后奏琴，柱不能移动，就无法调弦。比喻固执拘泥，不知变通。

④ 蓏（裸 luǒ）：草本植物的果实。

蒙等花，皆采其花蕊初开之时，则芳香气未散，而效力亦足。他如苏叶、藿香、佩兰、薄荷、荆芥、青蒿之属芳香草药，则各乘其盛时未花之际采之，则气足力全。既采之后，即须即时晒燥，藏诸缸瓮，则气足效宏。否则收采干燥之后，作把堆藏，经年累月，任其风吹湿蒸，不但失其气味效能，反增霉菌之气而助病菌孳长，此不可不注者也。若能收采及时，再能贮藏合法，则效用完固。如医师对症处方无讹，则自可药到病除，效如桴鼓。此皆及时收采，保存合理之效果也。

乙、贮藏各法

药品气味性质各有不同，效用亦因其异，而各有分别。若气味走失，效力即随之而弱。物质或受潮湿而生霉花，功用亦因之而微。所以贮藏各品，须各应其物，各顺其性而保管之，否则药犹是也，而功效已非是，谓朽药矣！谚云：朽药无良方。则病者遇之，岂不危乎？冤乎？则贮藏责任之重大，实关病者生死，岂可不注意及之乎？爰分芳香品、滋润品、油质品、燥蛀品、颜色品、粉制品、丸品、散品、胶品、膏品等十类，各应其宜，各顺其性，而包护贮藏之，略述大要如下。

一、芳香品

芳香药品，名目甚多，当分粗品、珍品二类，分述于下。

芳香粗药贮藏法：苏叶、藿香、荆芥、薄荷、香薷、佩兰、青蒿等香气草药，采于长成及时，气液皆足，采后切片，烈日晒干，庋^①藏木箱、瓷缸，严密盖紧，使芳香之气不致散泄，以全效力，苟能煎服合度，则芳化湿浊、香透表达，立见神效。切弗因其价贱物多，任其风吹湿蒸，气味减损，不但失其效能，反增霉菌之毒，必致无益有害。故不得因粗药贱价而不重视，有所忽略，此粗药贮藏主要所当注意也。

芳香珍药贮藏法：麝香，功用全在香气，人人皆知严密贮藏，但一经年久，无论如何，必稍散失，若欲使香气年久不散者，每贮藏^②麝香七八钱，宜入龙涎香（广东药行有售）如黄豆大者一粒，放入麝香瓶内同藏，可以永久如新。剖麝香必有潮气水分，须在新石灰上藏放一宿，以待吸干水分，再入瓶中，虽历三五年之久，而香气不散如故。考龙涎香能吸收冰片、麝香之香不散，极为奇异，并可久用不坏，惟不宜食，非有毒也，食之则不少厘毫，原物仍由便中泻出耳（可参考拙著《龙涎香专考》）。

梅冰片质轻香烈，极易走散，宜同半红半黑相思子同瓶密藏，香亦不散，如同龙涎香合藏更佳。

沉香藏法：凡原块沉香及片沉香，用高口套盖锡罐密贮；已研粉末，则用小瓷瓶紧塞密贮，以不使香气外溢为主。

春砂豆蔻藏法：凡原粒春砂、豆蔻亦宜贮藏高口套口锡罐，若方用研成粉末者，亦宜用有盖锡罐或瓷瓶紧塞密藏，以完固香气。

其他含有香气药品尚多，保藏要旨则以保存芳香气味，不使走泄为主，可于上述各法比例斟酌用之。

---

① 庋（guǐ 轨）：置放，收藏。
② 藏：原作"散"，据文义改。

二、滋润品

（一）凡滋润汁液丰富之品，一经遭受潮湿即行发霉生花，服食有损，如熟地、熟玉竹、元参等品，宜晒燥装入缸甏，密盖，庶几不失性味。

（二）当归、白芍、党参、冬术等品，原货办到，随时依法切片晒燥，装入缸甏，盖密藏之，随时取用，则色味两佳，效力甚强。

（三）天冬、麦冬，原货晒足，入甏盖密藏之，不使遭受潮湿为要。临用随时水淘，剖开晒干使用，忌用水浸剖开，致外皮汁液透出，减少效力。

（四）萸肉，当采用肉厚色黑，拣去核，蒸熟晒燥，藏入甏内盖密，临用取之。

（五）五味子，亦须蒸熟晒燥藏瓶，盖密待用。

（六）红杞子，宜出新时，进足拣净晒燥，每包四两，装入甏中，下置风化石灰包，庶长期干燥，色味不变，则效力甚宏。凡属滋润贵重之品，皆当仿此藏法。

三、油质品

（一）瑶桂，重香味油质，倘若香散油枯，即无效力。贮藏之法，宜用长方套盖锡箱，箱底置放蜂蜜，约厚五六分，离蜜面寸许，置薄竹片竹排一层，上列瑶桂，须卷心向下，粗皮向上，使蜜气薰①升，则瑶桂油质不致枯槁，气味亦得完全，庶色泽灵

---

① 薰：通"熏"。《汉书·龚胜传》："薰以香，自烧，此用其根也。"

活，气味充足，效用更足。

（二）柏子仁、麻子仁、蓖麻子等，均含丰富油质，若遇受潮，只能日晒干燥密藏，鬆瓶盖密藏之，不可用火焙烘，致使油质外越，色味变坏，效用损失。

（三）苏合油、茴香油、薄荷油等品，虽皆油质，均含芳香之气，宜装玻瓶，密封瓶口，务使香气不外泄，则效力自足。

（四）大枫油、蓖麻油等，虽属油质，但无香气，瓶罐皆可装盛，亦宜密封，以免尘垢侵入。

（五）阿魏，虽为块质，因含油质香气，亦宜瓶罐装盛密封，以免走失油气而损功效。

四、颜色品

（一）丹皮切片，不宜日晒，一经日晒，则色变红褐，宜于有风之处阴干，则色白，再用纸包，每包半斤，放入石灰鬆中，密藏则可色泽不变。倘未干燥，入鬆之后即须变色，宜注意之。

（二）玫瑰花、代代花、绿萼梅等品，收藏不能见日，宜用文火烘焙，分包放入石灰鬆中，严密盖紧，务使香气不失、颜色不变为要。玫瑰花新花焙干，每百朵装一包，临用随取一包用之。

（三）黄菊花、白菊花，出新时进足后，各用文火焙燥，入鬆盖密贮藏，临用随取。

五、燥蛀品

凡具粉质而兼甘味之品，虽燥亦能生虫干蛀，下述数品，尤宜注意。

（一）冬虫夏草，久藏每多虫蛀，每斤宜同番红花一两，夹拌藏鬆，否则即有虫蛀之虞，或用川椒拌藏亦效。

（二）南沙参、北沙参、泽泻、芡实、天花粉等品，皆宜猛日晒干，或用文火焙燥，入瓮时再入樟脑五六包，每包约四五分，夹置各药之内，则虫不能生。凡易虫蛀之品，更宜于霉伏之时预为吹晒。平日取用之际，盖宜轻手慢覆，不可猛力揭之，以免风气折入，盖风闭入亦能生虫也。故風字内有虫，即此意也。此为物理使然之实验事实，不可不知也。

（三）谷芽、麦芽、米仁等品更易虫蛀，宜摊于板筛上面，于烈日中晒之，翻动数次，则虫蛀均从筛眼逃去。如无烈日，可用文火烘焙，上覆匾盖，则虫自毙矣。

六、粉制品

（一）百草曲、午时茶等，皆为芳香诸药合制而成，效用全在气味，因有粉质炼合，易蒸易蛀，宜用瓷瓶盖密，以全气用。

（二）制半夏亦有香气，宜用锡罐贮藏，密盖，置放干燥之处，随时取用。

（三）参贝陈皮、青盐陈皮质性滋润芳香，宜晒干，宜入锡罐或瓷瓶贮藏待用。

药品中粉制甚多，且具香气，又兼滋润，均宜干燥，藏于瓶瓮，盖密贮藏，以全气味功用。

七、丸品

凡丸品，当分蜜炼、水泛、有香、无香四种，均须分别贮藏，不相混合，庶易取用。

丸品分水泛丸、蜜炼丸、有香气丸、无香气丸四种。有香气者，宜贮藏瓶罐；无香气者、水泛者、蜜炼者，可用布袋装置，各袋标明丸药名目，水泛、蜜炼修合另用布签书明，分袋系好装入氅内，仍宜注意潮燥，临用循签取丸，甚简便也。

八、散品

散品均属粉末，如痧药类珍贵香品等，贮藏出售皆应装瓶，以固存香气而全效用。如无香气之粉末，亦须同样瓶贮盖藏，乃可保存，防止变坏。尚有石粉品如益元散、六一散、鸡苏散、碧玉散，无香无气，亦须装盛瓶罐盖密，以免尘埃侵入。此散品贮藏大要也。

九、胶品

凡新胶制成方块阴干，每斤成包，先入重灰槁燥，俟二三日后，则换轻灰缸槁之。其间驴皮胶黏质丰富，韧力甚强，不致过燥而碎。鹿角胶黏质次之，惟龟版胶遇槁易于碎裂，故应改用轻灰缸槁之。如陈胶灰力过重，更易碎裂，效用上虽无差别，惟形式颇不雅观，亦不可不注意也。

十、膏品

凡煎各种膏滋药品，必须用立冬节后天雨水或河水煎之，可藏至次年夏季，则不致变味，亦不霉花。故凡制备长年发售诸膏，皆须于冬令预先煎制。若以春水煎成之膏，至一月后即行发生水泡，作酸味，再十天即出白花生毛，此等药膏服之，补益效用皆失矣。救济之法，视其初起水泡时，味尚未酸，即入铜锅加水重熬至稠厚，即服之则仍有效，否则至半月后复又起花矣。故药肆煎胶煎膏，皆在冬令季节，以冬水坚强实故也。春水淫佚已变，故不可用。冬水煎膏可久贮藏，即此理也。

综上所述，不独采取及时，而煎膏用水亦取冬令可以久藏，亦有气节关系，而补益脏腑十二经脉，亦于一日十二时各有专达之时间，可知各有范围标准也。

经验随录方

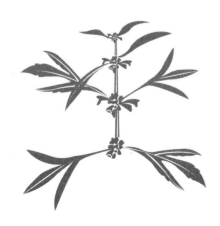

治毒蛇咬神方

龙骨二钱　绢包虎骨一钱半　蜈蚣一条　木香一钱半　穿山甲三钱　全蝎五个　僵蚕二钱　滑石二钱　木通一钱半

外加臭敷娘子草①二两，用陈酒煎服。如咬下部，加牛膝一钱半。伤重者，二服必愈。此方传自蛇丐②，屡试屡验，活人已多，仁人君子广为分送，功德无量。

治疯狗咬伤方

木鳖子一个　锦纹大黄三钱　明雄黄一钱　黑丑一钱　白丑一钱

共为细末，用紫铜雍正钱一个，煎汤调服，服后即汗，毒从大便下，重者再进一二剂，俟血筋泻尽即愈。伤处用苦杏仁捣烂调涂。忌冷牛马犬肉、房事等为要。如无雍正钱，即紫铜乾隆钱亦可。

---

①臭敷娘子草：当为"臭花娘子草"，即天名精的异名，具有清热解毒、破血生肌、杀虫的作用。

②蛇丐：指能够捕捉山上或地面上的毒蛇，还有医治毒蛇咬伤本领的民间蛇医。

洗眼仙方

山西太原府蔡景锡失目，忽遇神人传一仙方，用厚朴五钱，水钟半，煎七分，洗之即愈。又莱州府、保定府二位夫人二目双瞎，用此方治好后，又治好数千人，俱如神效。知此方者若不传人，主寿夭。

凡洗眼之时，如照后开日期斋戒沐浴焚香，念阿弥陀佛三声，然后洗之，不可乱洗，方能见效。必须谨记，照时方向俱要跪洗，每逢照日期洗眼之日，开列于后。

辰时面向东　午时面向南　戌时面向西

正月初三日　二月初一日　三月初三日　四月初五日　五月初五日　六月初四日　七月初十日　八月初九日　九月初十日　十月初三日　十一月初四日　十二月初四日　闰月照前

洗眼复明神方

桑皮一两，烧灰存性，水一钟，煎八分，澄清，洗至一年，胜于童子之明。

天丝入目

石菖蒲槌碎，左目塞右鼻，右目反是，即出，屡试屡验。

治眼珠无故涌出

用羌活汤薰之即入。

眼瘴及火眼或受风各证

生地　连翘　防风　荆芥　白芷　归尾　白菊各五分　明矾
胆矾各一分　皮硝三分

用水放在碗内，用纸封好，用水放在锅内，蒸一炷香时取
出，先薰后洗，一日三五次即愈。

急救误吞生鸦片烟神效方

猪牙皂一两　紫降香一两　块苓一两　半夏曲一两　当归尾一两　佛手一两　橘红一两　神曲一两

上药务宜生晒，切忌火炙，共研细末，水泛成丸，每付三钱，另用硼砂一钱五分，冲开水送下。如合药送人，戥①足三钱一包，须送给两包，以备不呕吐及呕吐不清之用，硼砂亦必须另包，随药同送。再服药后扶令起坐，弯腰，用人槌背，冀其速吐，如不呕吐，再服一剂，必须吐净毒解方可无虞。俟吐净后，赶进米汤稀粥以扶元气。要紧！要紧！

牙痛方

生大黄一两　熟大黄一两　生石膏一两　熟石膏一两　明矾五钱　枯矾五钱　青盐一两　食盐一两　骨碎补一两　银杜仲一两　当归身五钱

上药共为细末，清晨擦牙根，洗脸后，再行漱去，永无齿痛，终龄不脱一牙。

---

① 戥（děng 等）：一种小型的秤，用来称金、银、药品等分量小的东西，称"戥子"。

白斗七星于火化，单烧风牙与虫牙。火神一道风虫死，一烧千年永不发。用竹篾一片书前四句于其上，用艾团三个烧于风虫风①三字上，对书对诵，书毕连诵三遍，将竹篾含入口内，左痛入左，右痛含右。

痔漏方

牛胆

荞麦粉和丸，服之即愈。

头上生结俗名猴子

用蠹鱼②擦之即愈。

---

①风：据上文"风虫死"句，疑是"死"字之误。
②蠹鱼：虫名，又称衣鱼。蛀蚀书籍、衣服。体小，有银白色细鳞，尾分二歧，形稍如鱼，故名。

神水万应膏方

麝香三分　冰片五分　明雄黄三钱　豆砂即好朱砂，一钱　乳香二钱　没药二钱　血竭二钱　生大黄三钱　陈石灰三钱，越陈越佳，不陈则贴时作痛

以上九味共研细末，先用黄明胶八两，盛入钵内，用水隔锅炖化，将末药和入调匀，用新笔蘸药摊在矾纸之上，候干收储，视伤痕之长短阔狭，即将膏药剪用，用时以热水微浸使软贴之，无论刃殴伤均验。俟伤愈时自落，毫无疤痕，贴后不必再更换。

白喉灵方

火硝一钱　牙皂三分　全蝎三个　硼砂一钱　白矾一钱　牛黄三分，要真　梅片三分，要上好　皂矾二分　连珠二分　雄黄一钱　劈砂五分，即朱砂

共为极细末，吹喉即愈，不可乱服他药致误。此药专吹白喉，须令其仰卧，吹入白患处即闭口，待吐出涎沫，俟其药力功到喉白，即能吐口而出，如未尽再吹，切忌咽下要紧。

小儿腹泻不止

在尻骨_{即粪门骨}用生姜一片填，灸艾火七点。

又泻血，用臭椿树皮煎汤，服之即愈，冬用根。

治哮喘病

麻黄_{一钱半}　杏仁_{一钱半}　石膏_{三钱}　苏子_{一钱}　冬花_{一钱}　肉桂_{七分}　生姜_{三片}

煎服。

又哺过鸡子壳烧灰，滚水冲服。

痔漏成管

用出过蚕纸半张，烧灰，滚酒冲，空肚服自消。

汤火伤

鸡血涂之即愈。

女人月水不通

用老鼠粪烧灰三钱，热老酒冲服，自通。

治毒蛇咬伤

毒气内攻，口禁眼黑，用明矾一两，甘草一两，研末，每三钱，滚汤冲服，外可敷金银花，脑口嗜敷之。又三七叶捣涂即效。野柏子树脑口嗜敷之。

治臁疮方

公猪粪不拘多少，晒，炒研

每猪粪细末一两，加槟榔细末三钱，轻粉一分，合油调搽，一日一换。

醒消丸

顶好乳香一钱　麝香三分　牛黄三分

治妇人乳眼并气泡等症[1]。

治喉痛

葡萄梗　桔梗

泡茶饮之即愈。

---

① 症：此下原衍"洗眼仙方"等数方，故删。

治解鸦片烟及诸毒良方

广东广州府所产之木棉花六钱，将双手撕松，再用洁净大瓦钵一个，复用铁火钳叉开，架于钵口之上，再用木棉放在火钳之上，用纸煤①燃火，烧棉净，烟成灰，用箸②挑松，期以烧透，将灰放在瓦钵内，加食盐二钱，用木棍擂灰并盐数十下，成细末，将开水半碗冲入钵内，用手将四面之灰洗入汤内，复用箸二只在钵内调匀数十下，俾汤灰相融，连灰带汤服下，俟片刻之久，其毒即可吐出矣。倘吞烟至六七钱者，灌此药两副，至一两零者，即灌三副。棉花切须烧净，凡烧时务须避风，恐灰被风吹耗，则药力微矣。最要者，服此汤药之时，碗底余灰均须调服毋剩，宜依方制之，即可起死回生，否则，误人性命不浅矣。

又救信石、藤黄、蛊毒、山砒霜、虫药、水粉、铅粉、野菇、碱水、盐卤、孔雀血诸毒，只用木棉花烧灰擂末，调开水服之，切忌不可用盐，慎之！

---

① 纸煤：用易于引火的纸搓成的细纸卷，点着后一吹即燃，多作点火、燃水烟之用。

② 箸（zhù 住）：筷子。

治吞金

用盐、韭菜吞下，切勿嚼碎，其金由大便而下，屡试屡验。

川督刘仲帅之妾吞金，此方治之，金约指，果由大便下。

治疯狗咬方

用翠雀毛两余，烧灰，用水冲服；或用活翠雀嘴壳，用瓦煅灰冲服更妙。其效如神，治活不少。

扁鹊大接命延生长寿丹治痨损第一要方

夫人之脐也，受生之初。父精母血相受，凝结以成胎胞，在母腹中，母呼儿呼，母吸儿吸，是一生脐带，如花果在枝而通蒂也。既生之后，从口呼吸，脐门自闭。既长之后，外耗精神，内伤生冷，真气不得条畅，所以蒸脐固蒂，如水灌土培，草木自茂旺也。人常依法熏蒸，则荣卫调和，安魂定魄，寒暑不侵，身体轻健，其中有神妙也。

人参七钱，如无用真正高丽参代之，若两者俱无，用潞党参　生附子
七钱　胡椒七钱　夜明砂五钱　没药五钱　虎骨五钱　蕲蛇五钱　青
花龙骨五钱　五灵脂五钱　白附子五钱　朱砂五钱　麝香一钱，病重
减用，如女人改用樟脑　雄黄三钱　木香三钱　青盐四钱　小茴香四钱
丁香三钱

　　上药共为细末，令人食饱仰卧，用面粉水和捏成一团，中开
一孔，圈于脐上，孔约寸余大，如脐大则须二寸。男人脐眼内先
填麝香一分，女人不用麝香，改用樟脑。填好将药末纳入其中，
高与面粉圈齐，要实勿松。中插数孔，外盖鲜槐皮一片，或土厚
朴皮用水浸透亦可用。再用艾团如桂圆大，或如核桃大，安树皮
上灸之，皮焦另换一片，灸至行年①岁数而止。此治虚损第一要
方，真有起死回生之妙。即虚弱疰夏之人，及妇人经水不调、腹
冷无子者亦可灸得。但无病者连日灸之，多则以七日为度，有病
则三日一次，灸至腹内作声作痛，大便有涎沫等物出来，或周身
畅快汗出，或倦沉如醉，或每日加餐为度。灸时须令热气微微入
内，不可令过热作痛，痛则必损真气，不惟无益而反有害。略
灸至行年壮数，腹内一无知觉，则以行年数加倍灸之更妙。灸后
胃口大开，进食宜节，更宜慎风寒、戒房事、绝恼怒，忌生冷油
腻、酒肉鱼腥等物一二月，则百病皆除，延年益寿。灸孕妇忌用
合药，须选真正道地，否则无验也。

―――――――――――――――――――――――

　　① 行年：经历的年岁，指当时年龄。

治樗木炭作饭菜或煮肉食久则生寸白虫

生党参六钱　胡黄连四钱　炒芡实六钱　漂于术四钱　花槟榔三钱　夜明砂六钱　雷丸二钱　淘净淮山药六钱　使君子二钱，去壳　坚茯苓六钱　炒榧实三钱，去油　乌梅肉二钱　丝瓜叶二钱

加鸡肝两个，阴干，共药研成细末，清晨用米汤调服一方寸匕，病重者两料即愈。凡寸白虫疾不论因何而起，皆治。上方系由《申报》录出，其验与否不得而知，故登之以待试也。

探病忌日

壬寅壬午连庚午，甲寅乙卯己卯妨。神仙留下此六日，探人疾病替人亡。

救命二方

吐泻转筋霍乱，取旧马桶涤净，滚水泡，待凉与病人饮，能扶元解毒，降火定吐泻，引毒二便出，屡用效验。

伤寒与温热病大便数日不解，两目直视，病势危笃，急用紫苏半斤煎汤，手中绞，热放肚腹，揩摩一时即能大便，胸腹宽舒即饮食，活人不少。

急救时气瘟疫、寒热如痧，百发百中**丹平万应散**

猪牙皂三钱半　贯众　薄荷各二钱　广木香二钱　细辛三钱半　法半夏二钱　桔梗二钱　广皮二钱　朱砂二钱半　白芷二钱　藿香二钱　雄黄须用腰黄，二钱半　防风二钱　生草二钱　枯矾一钱半

以上十五味晒干研末，每包二钱，专治瘟疫、霍乱吐泻转筋、吊脚痧、牙紧脉闭、手足麻木、喉肿心慌、闭目不语等症。急用此药二三分吹入鼻内，再用二钱开水冲饮。倘前后心有红点红线，用银针挑破，出血为度。愈后一周时，忌食米谷粥汤，犯之更甚，疾轻者减半饮。苏州岳云精舍主人述。

粘瓷器方药

白及、石灰等分为末，鸡蛋清调匀修补，以线扎紧，火上烘干，如新，永不坏矣。然最忌鸡汤洗。

点书灯 《格古要论》

麻油点灯无烟，且不损目，但恨其易燥，不如每香油一斤，加桐油二两，调和一色则难干。先将生姜擦盏边，可不生滓晕，盏底加盐少许则省油，独草点之，照字倍亮，鼠不敢窃，光明如昼，亦不伤目。又以苏木、白矾水煎煮灯草，晒干点灯，无烬 ^① 省油。

治痢疾

槟榔末一钱，用厚朴煎汤送下，病自愈。

治无名肿毒

蜒蚰数条　青钱两文　朱砂少许
同捣，其钱自化，敷之即愈。

---

① 烬：物体燃烧后剩下的东西。

治穿腮

用鳝鱼一条，火石一块，同捣，火石自消，搽之消肿，其有软骨自取矣。

诸葛行军散

专治诸般瘴气，水土不服。又治中毒肿胀，中热卒倒，以及痧气入腹，上吐下泻，霍乱转筋等症。

又方[1]

再妇人怀胎偶在夏月而陡患腹痛者，虽在临盆之际，先须按其手而指尖不冷，抚其额而身不发热者，方是将娩之痛，否则即是妊患，而痧药类多妨胎，概勿轻试。王士雄以晚蚕砂煎汤治之，无不立效，挟寒者加紫苏、香附。设患霍乱重症，急取井

---

[1] 又方：原无，据文义补。

底泥敷心下及丹田，再用嫩荷叶焙干五钱，蚌粉减半，共研细末，用新汲水入蜜调服三钱，并涂腹上，名罩胎散，此前人应验方也。

粤抚朱中丞传救吞生烟良方

藜芦三钱　青矾二钱半　雄精二钱　硼砂二钱五分

用井泉水煎服，如牙关紧闭，撬开灌之，或从鼻孔灌入，虽死三五日皆可救治。凡吞烟死者，脑后、胸膛必发热如火，须将此人头发披散，用井水向脑后浸之，胸膛以冷水蘸湿手巾频拭之，或揭去衣服，用板床于天井中，将胸膛露之，不拘寒热之时，以开声为度。虽死三五日，皆可救治。总之身上温软无不可救，若身冷硬，不能疗矣。

解砒毒方

防风一两

研末，水调服，其效如神 [①]。

---

① 神：此下衍"急救误吞生鸦片烟神效方"一段文字，故删。

又救吞洋烟方<small>并治误吞一切毒物</small>

板蓝根<small>先蒸后晒干，四两</small>　南瓜藤<small>风干捣碎，六七两皆可</small>　胆矾一两　青黛<small>三两</small>　贯仲<small>去毛，二两</small>　甘草<small>二两</small>

上药共研细末，盛入瓷瓶预备济人，每服三钱，或四五钱为度，用蜜水调服，或新汲井水送下，必须大吐即愈。

治瘪螺痧<small>即霍乱之重者，又名子午症</small>

葱捣饼贴丹田穴，而灸以艾，或烧以钱，腹响则痛止而筋亦舒。

治妇人血块方

盐捕营管带^①徐诚檀，字信模，前任宜兴守备。据云亲见南京一女子患血块，以白马溺温饮之，后产一子，随下血鳖一个，

---

① 管带：清代军事职官名称。

大如银圆能动，后亲见马溺治此病累效。

炳按：马溺，古人治蛓鳖同食成鳖瘕，饮马溺一碗即下小鳖无数，蠕蠕能动，且可下鱼鳖也，更奇。

适体膏 治跌打损伤，一切风寒湿气

藿香　枟香　白蔹　生地　秦艽　白及　僵蚕　白芷　苦参　细辛　丁香　肉桂　木香　蜂房　乌药　贝母　防风　蝉蜕　全蝎　独活　枳壳　鳖甲　苏木　连翘　荆芥　红花　杏仁　桃仁　续断　苍术　牛膝　川乌　牙皂　麻黄　附子　半夏　甘草　羌活　桂枝　赤芍　元参　南星　艾绒　川芎　草乌　藁本　黄芩　香附　归尾　五加皮　大枫子　海桐皮　萝葡子　白鲜皮　高良姜　威灵仙　金银花　紫荆皮　骨碎补　海风藤　生山栀　草麻子各一两五钱　大黄三两　蛇脱五条　蜈蚣三十五条　男人血余三两　槐枝　桃枝　柳、楝、榆、桑诸枝各三十五寸　麻油三十斤　松香一百斤，棕皮滤净　百草霜十斤，研细筛过

冬浸九宿，春秋七宿，分数次入锅，文武火熬以药枯油黑，滴水成珠为度，滤去渣重秤，每药油十二两，下滤净松香四斤，同熬至滴水不散，每锅下百草霜细末六两，勿住手搅，俟火候成，则倾入水缸中，以棒搅和成块[1]，用两人扯拔数次，瓷钵收贮。

---

[1] 块：原作"愧"，据《医学心悟》"普救万全膏"改。

中笋毒救法

奉化福胜寺日前设七佛道场，一般迷信妇女趋之若鹜[①]，适有提筐卖竹笋者，寺僧因其价廉尽买之，以供素斋之用。同食妇女七十余人，霎时皆昏倒于地，气息奄奄，不绝如缕，寺僧大惧，急觅救药。旋探得顾孝廉周雨亭笔记，曾有解救笋毒之方，其法掘黄泥地深三尺，猝取其水浆灌之，即愈。寺僧如法医治，果获神效，亦云幸矣。此乃宣统辛亥年事也。《医群菁华录》。

治噎嗝方

用柿蒂三钱，以水半碗，煮至汁出为止，服之即效。

---

①趋之若鹜：趋，奔赴，归附。鹜，鸭。像鸭子一样成群跑过去，比喻成群的人争相追逐不正当的事物。

又方①

　　纽约《医药格致报》云：小肠坏发炎症，甚属危险，治之不慎，每足致命。医士柏杰君曾治此疾百余起，病势皆极沉重，然无不应手奏效。其法以橄榄油三四两，用水节射入肛门，其约四五日之间，每隔十二点至二十四点钟之久射一次，过五日则可隔日射一次。若病人大热尽退，兼之大便如常，即可停止，至大肠瘫、小肠痛、大便不出者，可服橄榄油每次一杯，以泻为度，泻后可不必再服，只用水节射之足矣。

　　按：小肠坏发炎②症，支那华医所谓伤寒也。见《申报》。

治刀伤及烂脚方

　　哨官秦鸣谦，嘉定人，云有一极验方，治刀伤并治烂脚。千年石灰末四两，洗净泥沙，土大黄即牛舌头草根如大黄，取来切片，同石灰末炒红色，共研极细末，名为桃花散，用甚有效。

---

① 又方：原无，据文义补。
② 炎：原无，据文义补。

西国单方

鼻衄不止，用手巾蘸冰水罨[①]额上。

胃中作呕，则以冰一小块吞之。

头痛则或敷以暖水，或敷以冷水，治无一定，因症而施。

汤火伤人，则用石灰和水澄清，取清水和芝麻油等分，搅匀涂之。

芝麻捣烂，炒热罨肌上，可消无名肿毒。或用面包及麸子和热水罨肌上，其消肿之效亦甚神。

手指及他处刀伤，轻者只须浸入冰水或浸冷水中，即可止血收口。

火伤用盐水，先以棉花浸入盐水中，取敷患处，外扎以布带，将带剪开一小口，干后不必解去，即可。就所开之口以盐水滴之，不特止痛，亦可令速生肉芽，诚妙法也。

娠妇呕吐日显，治此症莫如按摩，但须用手向胃部及小肠上回[②]摩擦二三周，其吐立止，擦摩五六次便收全功，而于胃部甚尤。初摩擦时每觉醒痛，及后则如常矣。

凡人食不消化久而不治，必致肠胃各部失其转运之功，而于胃部尤甚。缘此胃津必缺少，胃肌亦因之失力，迨夫胃体既涨大，则虽有药石亦无所施。治之之法，以用热水为最佳，如遇胃

---

① 罨（yǎn掩）：覆盖，掩盖。

② 回：旋转。

症食后痛楚不安者，多饮热水，即可奏功。惟旧病须按此方饮至多月方全愈。

呃逆用醋一匙，调以白糖饮之即愈。或以冷水濡物，屡滴于耳坠亦妙。见《申报》。

闻雷避触电法

凡动雷时预防触电，勿立大树与高竿之下，勿履山顶，勿登高阁，勿身依柱、依壁，盖雷击屋宇，必随墙而下地，更不宜先后洞开窗牖①，身当服②绢衣，立干燥处，不持铁器。电所不近者，玻璃、琥珀、皮革、干木也。同上。

经验秘真丹《医学正传》

治肾虚遗精梦泄，白浊白带，崩漏阴冷，带脉为病。

菟丝子　韭菜子　破故纸炒　杜仲炒　干姜炭各二两　化龙骨　煅牡蛎　山萸肉　赤石脂各五钱　远志肉　巴戟　覆盆子　枸杞子　黄柏盐水炒　山药各七钱五分　柏子仁　金樱子各二两　鹿角胶一两半

---

① 窗牖（yǒu友）：窗户。
② 服：穿衣裳。

上为细末，炼蜜为丸，梧桐子大，每服百丸，空心，姜汤下，或淡盐汤下。

克应丸 《经验良方》

治妇人赤白带下不止。

大熟地　西赤芍　全当归各二两　赤石脂煅，醋淬　茯苓　化龙骨　煅牡蛎　丹皮　醋制蕲艾叶　川芎各一两

上为末，醋糊和丸，桐子大，每服五十丸，空心，白汤下。

秘制白带丸

治妇人赤白带下，或经前、或经后四肢无力，腰脊酸疼，潮热骨蒸，饮食少思，面黄肌瘦，体惫成痨。

豆腐锅粑二两　元米一升，即糯米　炒淡菜四两，焙　大红枣四两，另　白果肉四两，另

上药除白果、红枣外，各研极细末，白果肉去皮，同红枣煮熟，去皮核，二物捣如泥，合捣前药为丸，如梧子大，每服三钱，早晚空心，淡盐汤送下，每次三钱。

跌打损伤秘方 《续名医类案》

　　李克斋家一鹤，飞折其胫，一人以此秘方接骨后而愈。方用土鳖新瓦上焙半两，古文钱火煅醋淬七次、自然铜火煅醋淬、乳香去油、没药去油、菜瓜子各等分，共为细末，服一分半，热酒调灌之。如伤上身，饭后服之；下身伤，空心服之。

　　甲辰秋，余家中会计友沈德斋畜一鹦鹆[①]，能言，颇得人言。一日放出笼外洗浴，一人过而惊之，飞于邻家，群儿争捉之，已伤其足。沈持钱数百，向邻儿赎之归，然足已不能用矣。余见之谓沈曰：想人禽一理，亦可治也。以土三七捣汁灌之，七日果愈。但阅李克斋事，故并及之。

经验随录方

142

治咳逆 即呃逆方

　　有灸法甚效。其法：乳下一指许，即阳明，俗乳根穴。正与乳相直骨间陷中，妇人即屈乳头度之，乳头齐处是[②]穴。艾炷如小豆大，灸三壮，男左女右，只一处，火到肌即瘥。若不瘥，则病多不救矣。

---

　　① 鹦鹆（yù 玉）：鸟名，指鹦鹉与鸲鹆，皆能摹仿人语。
　　② 是：原无，据《名医类案》卷四补。

又方　刀豆肉八钱，用梗煎至三四钱，多煎浓汁服，最能止呃，胜于柿蒂也。

解砒毒方

歙县蒋紫垣，流寓^①献县程家庄，以医为业。有解砒毒方，用之十痊，然必激^②取重资。不满所欲，则坐视其死。一日暴卒，见梦于居停^③主人曰：吾以耽^④利之故，误人九命矣，死者诉于冥司，冥司判我九世服砒死，今将赴转世轮，赂鬼卒得来见君，以此方奉授君，能持以活一人，则我少受一世孽报也。言讫，泣涕而去。曰：吾悔晚矣。其方以防风一两，研为末，水调服之而已。无他秘药也。又闻诸沈文丰功曰：冷水调石青，解砒毒如神。沈文平生不妄语，其方当亦验。《阅微草堂笔记》。

解饮盐卤方

先兄晴湖云：饮盐卤者，血凝而死，无药可医。里^⑤有妇人

---

① 流寓：流落他乡居住。
② 激：迅疾。
③ 居停：寄居的处所。
④ 耽：嗜，喜好。
⑤ 里：居住的地方，街坊。

饮此者，方张皇莫措，忽一媪排闼①入曰：可急取隔壁卖腐家所磨豆浆灌之，卤得豆浆而凝，浆水为腐而不凝血也。语讫不见，试之果验。同上。

小儿吞针方

蔡葛山先生曰：吾校四库书讹字，夺俸②者数矣，惟一事深得校书力。吾一幼孙，偶吞铁针，医以朴硝等药攻之不下，日渐尪瘦。后校《苏沈良方》，见有小儿吞物方，云剥新炭皮，研为末，调粥三碗，与小儿食，其铁自下③。试之，果炭屑裹铁针而出，乃知杂书亦有用也。此书世无传本，惟《永乐大典》收其全部。余领书局时，嘱王史亭排纂成帙。苏沈者，苏东坡、沈存中也。二公皆好识医案，宋人集其所论，为此书云。《阅微草堂笔记》。

---

①排闼（tà达）：推门，撞开门。

②夺俸：官吏因过失而被罚扣其俸禄。

③云剥新炭皮研为末调粥三碗与小儿食其铁自下：原无，据《阅微草堂笔记》补。《苏沈良方》有载："以木炭皮为细末，研令极细，如无炭皮，坚炭亦可，粥饮调下二钱，日四五服，以鲠下为度，此法人家皆有。予在汉东，乃目睹其神。有刘晦士人，邻家一儿误吞一钱，以此饮之，下。近岁累有人言，得此方之效，不复悉载。"

开元钱折骨

交河黄俊生言，折伤骨者，以开通元宝钱此钱唐初所铸，欧阳询所书，其旁微有偃月形，乃进蜡样时，文德皇后误掐一痕，因而未改也，其字当回环读为开元通宝，以为元宗之钱，误之甚矣。烧而醋淬，研为末，以酒服下，则铜末自结而为圈，内束折处。曾以一折足鸡试之，果接续如故，及烹此鸡验其骨，铜束宛然，此理之不可解者。铜末不过入肠胃，何以能透膜自到筋骨者也？惟仓卒间，此钱不易得。后见张鷟《朝野佥载》曰：定州人崔务堕马折足，医令取铜末酒服之，遂痊平，及亡后十余年改葬，视其胫骨折处，铜末束之。然则此本古方，但云铜末，非定用开通元宝钱也。《阅微草堂笔记》。

炳章按：凡五铢钱及他古钱皆可用。

开 元 钱 折 骨
145

解菌毒方

余在乌鲁木齐日，城守营都司^①朱君馈新菌，守备徐君因言，昔未达时，偶见卖新菌者欲卖，一老翁在旁，诃卖者曰：

---

① 都司：清代绿营军官，职位次于游击，分领营兵。

渠^①尚有数任官，汝何敢为此？卖者逡巡^②去，此老翁不相识，旋亦不知其何往。次日，闻里有食菌死者，疑此翁即社公^③，卖者后亦不见，疑为鬼求代^④也。《吕氏春秋》称味之美者，越骆^⑤之菌，本无毒，其毒者皆蛇虺之故，中者使人笑不止。陈仁玉《菌谱》载水调苦茗白矾解毒法，张华《博物志》、陶弘景《名医别录》并载地浆解毒法，盖以此也。以黄泥调水澄清而饮之曰地浆。同上。

食物停胃治法

里媪遇饭食凝滞者，即以其物烧灰存性，为末，调水服之。余初斥其妄，然亦往往验。审思其故，此皆油腻凝滞者也。盖油腻先凝，物稍过多则遇之必滞。凡药物入胃，必凑其同气，故某物之灰，能自到某物凝滞处。凡油腻得灰即解散，故灰到其处，滞者自行，犹之以灰浣衣垢而已。若脾弱之凝滞、胃满之凝滞、气郁之凝滞、血瘀之凝滞、痰结之凝滞，则非灰所能除矣。姑妄听之。

---

① 渠：他。

② 逡巡：顷刻，极短时间。

③ 社公：旧谓土地神。

④ 求代：死鬼找替身。

⑤ 越骆：《吕氏春秋·本味篇》和之美味者有"越骆之菌"。高诱注曰："越骆，国名。"越骆是骆越族称词序的颠倒。骆越，古种族名，居于今云南、贵州、广西之间。

铅丸陷入骨肉救法入腹内不宜用此法

疡医殷赞庵云：水银能蚀五金，金遇之则白，铅遇之则化。凡战时铅丸陷入骨肉者，割取至为楚毒①，但以水银自创口灌入全满，其铅自化为水，随水银而出。此不知验否，然于理可信。《滦阳续录》。

破伤风治法《槐西杂志》

刑曹②案牍③，多被殴后以伤风死者，在保辜④限内，于律不能⑤不拟抵⑥。吕太常⑦含晖，尝刊秘方，以荆芥、黄蜡、鱼鳔即黄鱼鳔，炒黄色用。三味各五钱，艾叶三片，入无灰酒一碗，重汤煮一炷香，热饮之，汗出立愈。惟百日以内，不得食鸡肉。后其子

---

① 楚毒：痛苦。

② 刑曹：分管刑事的官署或属官。

③ 案牍：公事文书。

④ 保辜：古代刑律规定，凡打人致伤，官府视情节立下期限，责令被告为伤者治疗。如伤者在期限内因伤致死，以死罪论；不死，以伤人论。叫作保辜。

⑤ 不能：此下原衍"不能"二字，据文义删。

⑥ 拟抵：犹抵命。清·梁章钜《归田琐记·被殴伤风方》："凡被殴后，以伤风致死者，在保辜限内，于律不能不拟抵。"

⑦ 太常：官名，掌礼乐郊庙社稷事宜。

慕堂，登庚午举人，以刊方之报也。

福建泉州 **万应神曲方**

前胡　大黄　良姜　苍术　莪术　防风　姜黄　山楂　柴胡
厚朴　紫苏　豆蔻　葛根　槟榔　苡仁　黄芩　荆芥　麻黄　青
皮　使君子　甘草　黄柏　百合　栀子　薄荷　羌活　陈皮　蒲
黄　扁豆　杏仁　车前子　砂仁　泽泻　独活　木香　益母草
麦芽　乌药　桔梗　诃子　大腹皮　猪苓　茯苓　三棱　芡实
草果　半夏　淮药　木通　枳实　藿香　建泻　香薷　菖蒲　黄
连　木瓜　香附　枳壳　小豆　花椒①

上为细末。又用②鲜青蒿四斤，凤尾草二斤，苍耳子三斤，
大蓼草二斤，小蓼草三斤，以上五味同煎浓汁。又用小麦十五
斤，洗后略蒸晒干，酒曲粉六两。临时先将药与曲粉同拌，入药
草水拌，揉做成块子，外用荷叶包好，以苎麻扎紧，上笼蒸一个
时辰，取出凉三四时，以冷为度。装入桶内，一层稻禾草，一层
神曲，盖密，须十二天取出。晒过月余，极干，然后刷去荷叶，
再露七夜，晒七日，俟干透收藏听用。每月亦须晒数次，以免霉
坏。大人每服三钱，小儿一钱，多则一钱半。水煎服③。

---

①椒：《验方新编》此字下注有"各四两"三字。
②为细末又用：原无，据《验方新编》补。
③临时先将药……水煎服：此段原无，据《验方新编》补。本方《验方新编》
作"万应神曲膏"。

校注后记

一、作者生平

曹炳章(1878—1956),字赤电,又名彬章、琳笙,浙江鄞县人,近代著名中医药学家。曹炳章14岁随父迁居绍兴,并进入中药铺做学徒,工作之余自学中医,学徒满师后,师从名医方晓安,通读伤寒、内科、本草等名家医书。后又拜"绍派伤寒"大家何廉臣为师,何师"尽传其七十年博大精深之学业",由此曹炳章学业益精。1902年,在绍兴开业行医,不久声誉日隆,病家争相延请。曹炳章不仅在中医临床、中药学上颇有建树,其在忙于诊务的同时,广为搜集医药书籍,至1914年,收藏中医药书籍达5800余种。后因突遭火灾,所藏书籍尽成灰烬。但曹炳章并未灰心,继承挖掘收藏中医书籍,至晚年藏书又达3800余种,成为当时著名的医药藏书家。同时他还勤于著述,是一位中医文献大家,经其编著、校注、增补、重订的著作达四百种以上,在中医界有一定的影响。其主编的《中国医学大成》,收书365种,1000册,对中医文献研究起到了"考竟源流,辨彰学术"的作用,功绩卓越。

二、版本介绍

《规定药品考正》目前所存之版本仅为1955年抄本,馆藏于浙江省中医药研究院图书馆。本次整理即是依此版本而成。
（图 1）

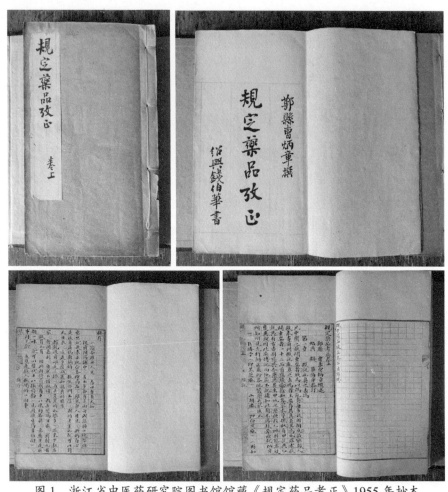

图 1　浙江省中医药研究院图书馆馆藏《规定药品考正》1955 年抄本

《经验随录方》为稿本，成书年代不详，馆藏于浙江省中医
药研究院图书馆。本次整理即是依此版本而成。（图 2）

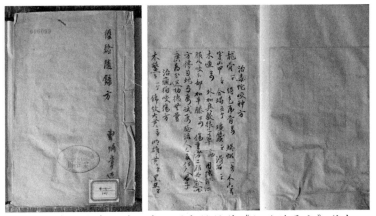

图 2 　浙江省中医药研究院图书馆馆藏《经验随录方》稿本

三、主要内容与学术思想

（一）《规定药品考正》

《规定药品考正》全书共分为六章。一为《假托乱真之去伪》：曹氏认为"凡中药之最关重要者，厥为以伪乱真，每多效用相反，最能杀人"，所以开篇首列"假托乱真之去伪"，选择了12味常见的伪品中药予以考证阐述，"主要存其真、去其伪也"。二为《名物传讹之考正》：药物各有其名，各专所能，药物名称考辨不清，张冠李戴，则其作用效能将大大降低，甚至适得其反，故曹氏对容易混淆的29种中药"名称之传讹，或产地之传讹"，进行"考正而期统一"。三为《仿造伪品之革除》：药物乃医生治病之枢纽，如药物以伪乱真，或修治不精，药失其效，就达不到治疗目的。曹氏就常用而具重要作用的15种中药及一些蜡丸、痧药等进行详细说明。四为《埋没良材之推行》：对一些确有成效而文献记载不详的药物，曹氏据其习医辨药之体会，对其中13种中药的产地、形态、性味、效能、用量、发明各法进行了阐解。五为《采取修治之改正》：中药的采摘、炮制与其功效有着密切的关系，修制不精良，不仅无益，甚或有害，曹氏对10种药物的炮制，提出了新的改良之法。六为《采取贮藏之注意》：中药的采摘、修制合宜，还必须要有良好的贮藏方法，使药物功效不失，以备医生临证选用，故曹氏对不同药品的采摘时间，以及芳香品、滋润品、油质品、燥蛀品、颜色品、粉制品、丸品、散品、胶品、膏品等十类不同类别药品的贮藏方法进行了阐述。

《规定药品考正》是曹炳章先生集五十余年习医辨药经历所得，对一些药物进行考证规范，纠正了当时药界存在的一些弊端，实乃对中药的发展起到了积极的促进作用，故后世赞其"不仅为神农之功臣，亦且为唐宋元明以来药学家之诤友"。

1. 阐明辨别药物真伪的重要性

曹炳章早年研习药业，后又随名医学习医学，医药知识功底十分丰厚，充分认识到，"医生于药，譬犹臂之于手，相互为用，不可分离"。所以临床治疗，不仅医生诊脉处方需要辨证正确，而药物的真假好坏也是非常关键的。如果药物以假乱真，不仅不能救治于病人，反会引起不良的后果。所以曹氏本着"革除乱真伪品"之宗旨，对部分伪假药品进行了考证。如其在《规定药品考正》中对真假二种莲实（莲子）进行考证，外观上，"真者卵圆形，前端略尖而圆，外壳灰黑而坚，内肉白色味甘，心绿而苦……伪者形虽类似，壳亦灰黑，惟有横平晕纹，入水浮而不沉，内肉苦而无心"。功效上，"凡泻痢日久，脾肾俱虚者甚效……伪品害人，应革除禁用"。明确了莲实真伪药在形状、功能上的区别。又如对"榆白皮""椿根皮""樗树皮"三者进行考证，认为其"各有专能"，并指出"椿根白皮、樗根白皮能固涩，治大肠滑脱泻痢及泻血不止甚效；如榆根白皮则性滑利，治便不通之症。一通一塞相反，如是岂可互讹？特为辨正"。另外，针对有一些商家以伪品代替真品谋求暴利，曹氏也明确真伪品之鉴别，以免假品乱真。如《仿造伪品之革除》篇提出对真假阿胶的鉴别，"辨验之法，凡用鲜驴皮煎者，胶自坚莹；用干驴皮煎者，胶必浊暗而不光亮；牛皮煎者，黄色透明如琥珀，故曰黄明胶……作伪者多取杂器之旧牛皮等，所煎则黑而焦脆，用油磨擦光亮以惑人，非真品也"。对市面上有一种俗名小青胶，是以破碎陈旧牛皮及破旧鞋皮煎熬成胶块，曹氏明确指出，"有毒，不可入药用，亟当禁除，因害人重大，故前后反复辨之"。

2. 重视药物的修制与贮藏

中药的修制方法与其功效有着密切的关系，修制不正确，不仅无益，甚或有害。《规定药品考正》曰："凡药物采取后，必须经过炮制，或捣碎，或切片，或炙炒，或研末，各各就其物质性能、治疗作用以定其切合实验效用为标准。"明确了药物修制的重要性。同时，曹氏还具有创新精神，提出了改进不良炮制之主张，认为一些习惯修治方法，"苟有不良者，应宜考正改良之"。故其在《采取修治之改正》篇中，对一些药物的修制，提出了改良之法。例如对象贝的修制，提出"象贝过去修治之法，殊末尽善，亟宜改进，以求保全象贝原质。若再墨守旧法而不改良，非特有害于病，而有识之士多望而生畏，则将来之失败，可操券以待也"。曹氏认为以前象贝采用石灰风化的修制方法，使贝浆流失，其"医疗效用完全走失矣"，于是提出了采用晒干或文火烘焙的修制改良方法，认为这种炮制方法，"于润肺化痰清热之天然固有原素可以保存，效用较胜于川贝，而价格较廉于川贝十余倍之多"。

同时，曹氏还非常重视药物的贮藏，认为中药的采摘、修制合宜，还必须要有良好的贮藏方法，使药物功效不失，以备医生临证选用。《规定药品考正》指出："若药物贮不合法，藏不严密，虽灵奇神效之品，亦如败皮朽木，以之疗病，岂能有瘳乎？"药材要能够得到很好的保存，必须根据中药不同的药用部位，如皮、叶、根、子仁等的生长时间分别进行采摘，"至收药储材，犹当审其收采之时候，察其方土之寒燠，达其物性之变更，揆之于理，而后乃收其效"。曹氏举例说："杜仲、黄柏、秦皮等，其用在皮，理当取之于夏，因夏时浆发于皮，力全而功倍，春则浆未升，秋冬则浆已降，浆收皮槁，效用已失。地骨、丹皮、芎、归、地、芍，其用在根，宜采于冬令落叶茎槁之时，则浆液归根而采之，效力亦强。"而一些芳香之品，"则各乘其盛时未花之际采之，则气足力全。既采之后，即须即时晒燥，藏诸缸瓮，则气足效宏。否则收采干燥之后，作把堆藏，经年累月，任其风吹湿蒸，不但失其气味效能，反增霉菌之气而助病菌孳长，此不可不注者也"。并从药性、药效、品质诸方面，对一些药品的采摘时间及贮藏方法进行了阐述，认为"若能收采及时，再能贮藏合法，则效用完固"。《规定药品考正》中对芳香品、滋润品、油质品、燥蛀品、颜色品、粉制品、丸品、散品、胶品、膏品等十类不同类别药品的特点和贮藏方法进行了阐述。如芳香品的贮藏要旨是"以保存芳香气味，不使走泄为主"；滋润品属于"滋润汁液丰富之品，一经遭受潮湿即行发霉生花，服食有损"，当采用晒燥密藏的方法；油质品者，药材本身油质丰富，采用罐装盛密封的方法，"以免走失油气而损功效"。"贮藏之合法与否，实为生命所系，安能不注意乎？"由此而见曹氏对药物贮藏的重视。

曹氏认为，中医药学的发展，医与药是不可分割的，所以药物方面，本着"革除乱真伪品，改进不良炮制的"之宗旨，从药物来源、名称、修制、加工、贮藏等各方面进行了详细的阐述，以期"医者对病用药，自然着手成春，效如桴鼓"。这种严谨的治学态度，严密的药物考证，详实的药物采摘、修制、贮藏方法，对中药学的发展作出了重大的贡献。

（二）《经验随录方》

曹氏一生勤奋治学，精究中医经典，博采百家之长，对临床单方、验方随时记录，本书即是其收录有效单验方而成。全书内容涵盖了内、外、妇、儿各科，详细阐明了各方的证候主治、药物组成、使用方法以及方剂来源，个别方剂还附有病案记载加以说明。如用厚朴煎汤送服槟榔末治疗痢疾，用葡萄梗与桔梗泡茶饮治疗喉痛等。在运用前人的经验方时，曹氏还善于结合自己的临证经验予以发挥，如对怀孕妇人夏月突然腹痛，曹氏认为首先要区别是将要生产引起的腹痛，还是因病所致，指出"虽在临盆之际，先须按其手，而指尖不冷，抚其额而身不发热者，方是将娩之痛，否则即是妊患"。如因疾病引起的腹痛，治疗时也应与常人有所区别，"瘀药类多妨胎，概勿轻试"。倡用王孟英所创蚕砂煎汤治之法，且提出了"挟寒者加紫苏、香附"的经验体会。

曹氏不仅善用民间单验方，而且对一些行之有效的中成药方也非常重视，这在本书中也所体现。如书中载有《经验良方》治疗妇人赤白带下不止的克应丸，《医学正传》治疗肾虚遗精梦泄的经验秘真丹，治疗诸般瘴气、中热卒倒的诸葛行军散，治疗妇人诸虚百损、经带不调之秘制白带丸等。这些方剂的记述，更加丰富了全书的内容，使一些效用良好的中成药在临床治疗中得到广泛推广。

另外，书中对一些急症重病，如毒蛇咬、疯狗咬、小儿误吞针等，也有用单验方及中成药治疗的记载。在当时由于医疗条件的限制，这些单验方方便了病家按症购药，解决了燃眉之需，挽救了不少危急症病人，起到了非常好的效果。

总之，曹炳章不仅为中医文献大家，而且也是一代医药大家，他学验俱富，博采众长，师古而不泥。《规定药品考正》与《经验随录方》全面反映了其中药学与临床医学的学识与水平。二书对药品的规范管理与临床单验方的使用，起到了很好的促进作用，对我们当今仍具有积极的指导意义。

《浙派中医丛书》总书目

原著系列

格致余论
局方发挥
本草衍义补遗
丹溪先生金匮钩玄
推求师意
金匮方论衍义
温热经纬
随息居重订霍乱论
王氏医案·王氏医案续编·王氏医案三编
随息居饮食谱
时病论
医家四要
伤寒来苏全集
侣山堂类辩
伤寒论集注
本草乘雅半偈
本草崇原
医学真传
医贯
邯郸遗稿
重订通俗伤寒论

规定药品考正·经验随录方
增订伪药条辨
三因极一病证方论
察病指南
读素问钞
诊家枢要
本草纲目拾遗
针灸资生经
针灸聚英
针灸大成
灸法秘传
宁坤秘笈
宋氏女科撮要
宋氏女科·产后编
树蕙编
医级
医林新论·恭寿堂诊集
医林口谱六治秘书
医灯续焰
医学纲目

专题系列

丹溪学派
温病学派
钱塘医派
温补学派
绍派伤寒
永嘉医派
医经学派
本草学派

伤寒学派
针灸学派
乌镇医派
宁波宋氏妇科
姚梦兰中医内科
曲溪湾潘氏中医外科
乐清瞿氏眼科
富阳张氏骨科

品牌系列

杨继洲针灸
胡庆余堂
方回春堂
浙八味

王孟英
楼英中医药文化
朱丹溪中医药文化
桐君传统中药文化